W0352188

Mosaik bei
GOLDMANN

Buch

Früher schmeckten die Äpfel besser. Sie dufteten unwiderstehlich, und es gab viele unterschiedliche Sorten. Heute bestimmt der Industrieapfel den Markt, und die Sehnsucht nach der Geschmacks- und Verwendungsvielfalt der alten Apfelsorten wächst nicht nur bei Feinschmeckern.

Dieses Buch ist eine Hommage an den Apfel: Kurzweilig und kenntnisreich erzählt Eckart Brandt Geschichten rund um den Apfel, weist Hobbygärtnern und -köchen mit zahlreichen köstlichen Rezepten den Weg zu mehr Apfelgenuss und vermittelt Informationen, die man sonst nirgendwo bekommt, wie Anbau- und Sortenempfehlungen für jede Region, Bezugsquellen für Bäume und Reiser, Adressen von Pomologenvereinen und Restaurants mit Apfelspezialitäten.

Autor

Eckart Brandt bewirtschaftet einen Bauernhof im Alten Land bei Hamburg. Der studierte Germanist und Historiker hat sich als Pomologe mit Leib und Seele alten Apfelsorten verschrieben, und als aktives Mitglied des deutschen Pomologenvereins betreibt er regen Erfahrungsaustausch mit seinen europäischen Kollegen. Das von ihm ins Leben gerufene »Boomgardenprojekt« umfasst mittlerweile über 20 Hektar und bietet über 800 alten Obstsorten eine Heimat. Die Produkte seines Obsthofes bietet Eckart Brandt auf Wochenmärkten an und verschickt sie auf Bestellung ins gesamte Bundesgebiet.

www.boomgarden.de

Eckart Brandt

Brandts Apfellust

Alte Apfelsorten neu entdeckt

Mit Fotos von Oliver Schwarzwald

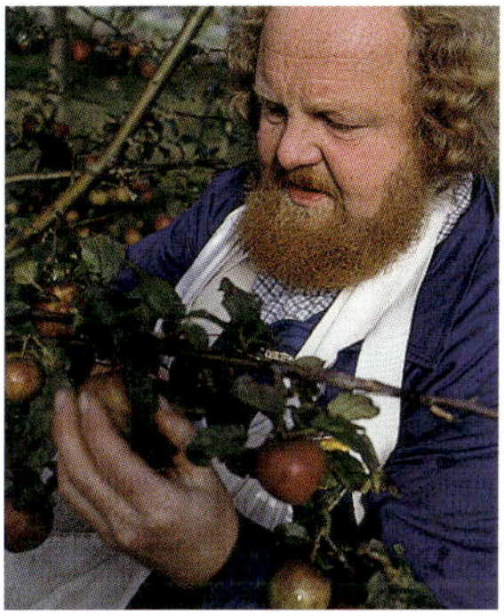

Mosaik bei
GOLDMANN

Bildnachweis

Brandt (Verlag Eckstein und Stähle, Stuttgart): 55, 57, 58, 59, 61; Matthiae: 85, 87; Mosaik Verlag: 155 (Bonisolli), 98, 99 (Endress), 143, 165 (Eising), 100 (Newedel), 137 (Seiffe); Barbara Rabus: 52/53

Alle anderen Fotos: Oliver Schwarzwald, Breitenfelde

1. Auflage
Aktualisierte Taschenbuchausgabe, September 2006
Wilhelm Goldmann Verlag, München,
in der Verlagsgruppe Random House GmbH, München

Auch erschienen unter dem Titel »Mein großes Apfelbuch«
im Verlag Bassermann.
Umschlaggestaltung: Design Team München
Umschlagmotiv: Oliver Schwarzwald
Reproduktion: Lorenz & Zeller, Inning a. A.
Satz: Barbara Rabus
Druck und Bindung: Těšínská tiskárna, a.s., Český Těšín
WR · Herstellung: Han
Printed in the Czech Republic
ISBN 10: 3-442-16865-1
ISBN 13: 978-3-442-16865-1

www.goldmann-verlag.de

Inhalt

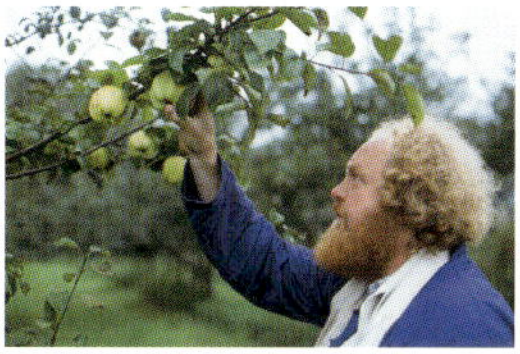

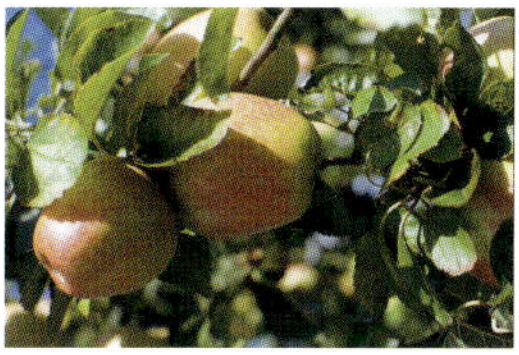

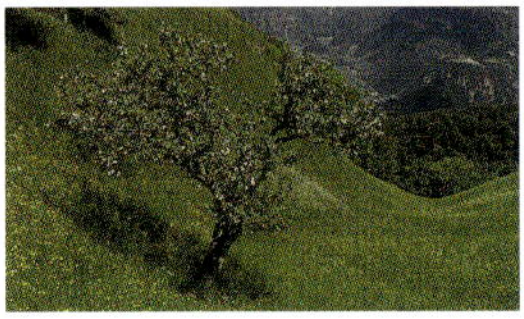

Vom Wildobst zum Tafelapfel

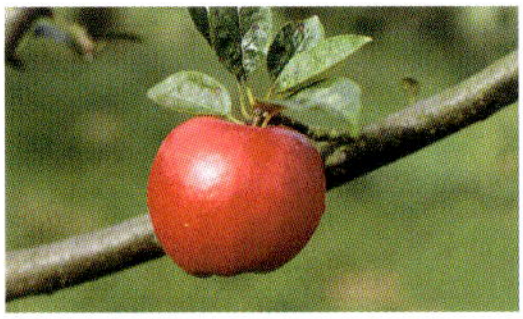

Verbotene Frucht und Liebesbote

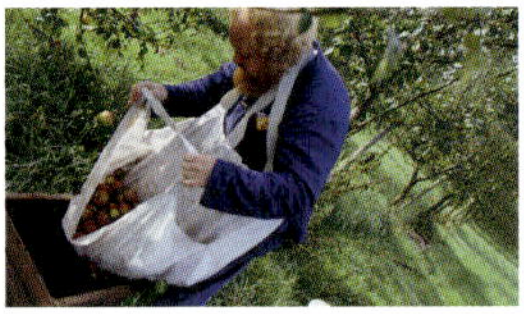

Äpfel für alle – alles im Apfel

Eignung, Verbreitung und Beliebtheit
bestimmter Sorten

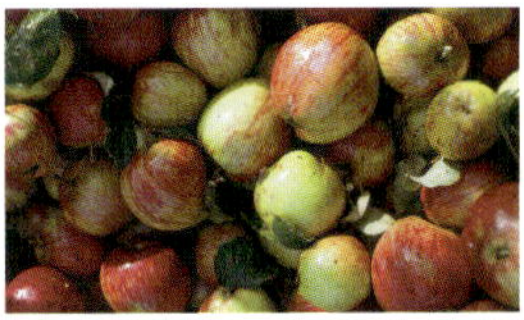

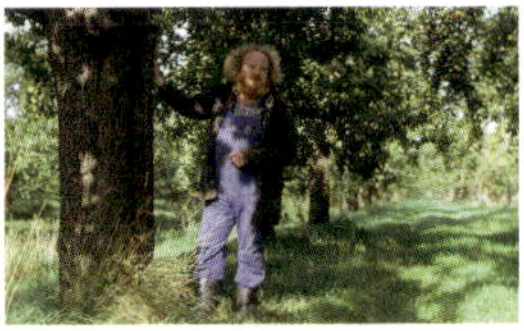

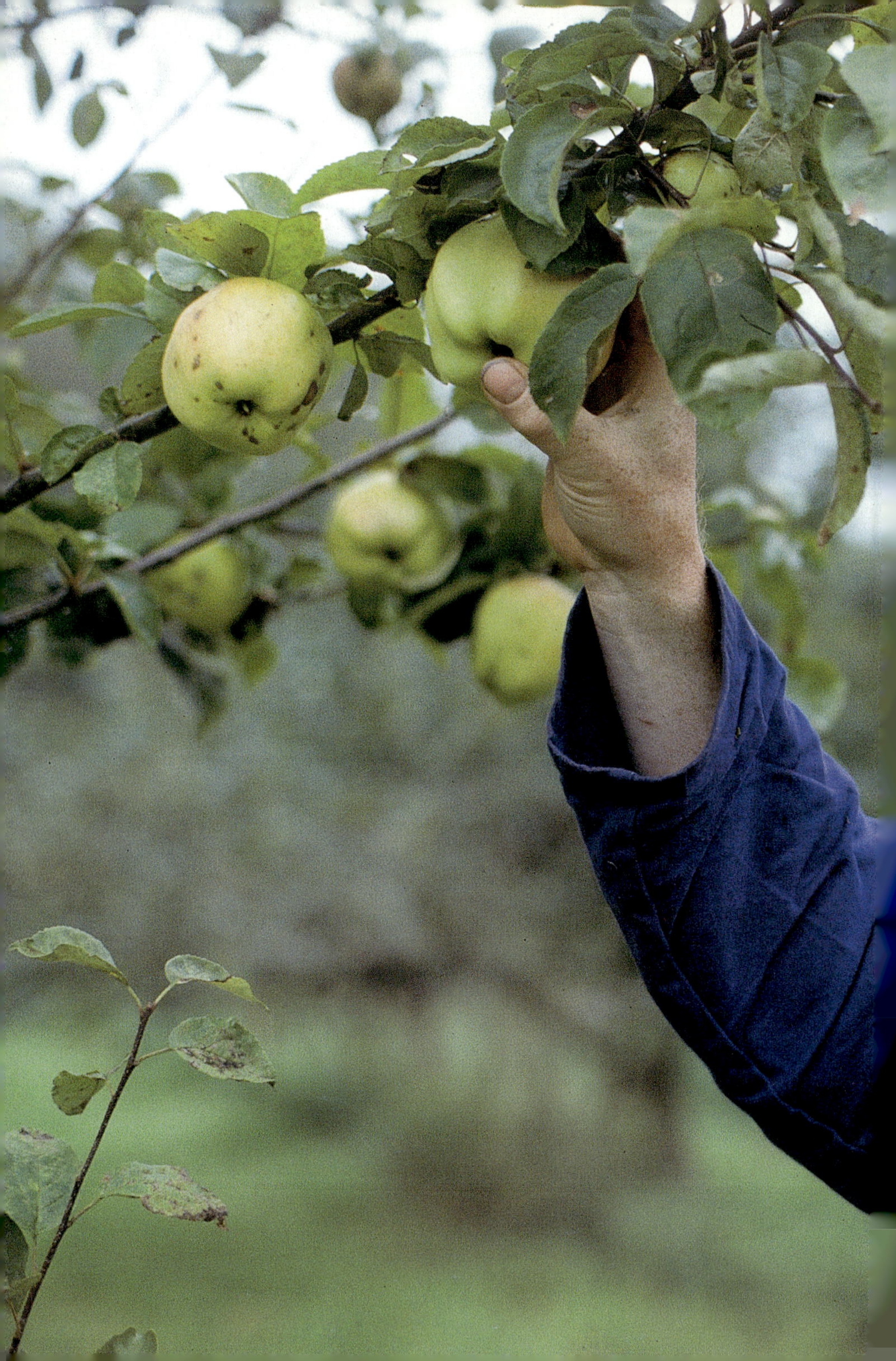

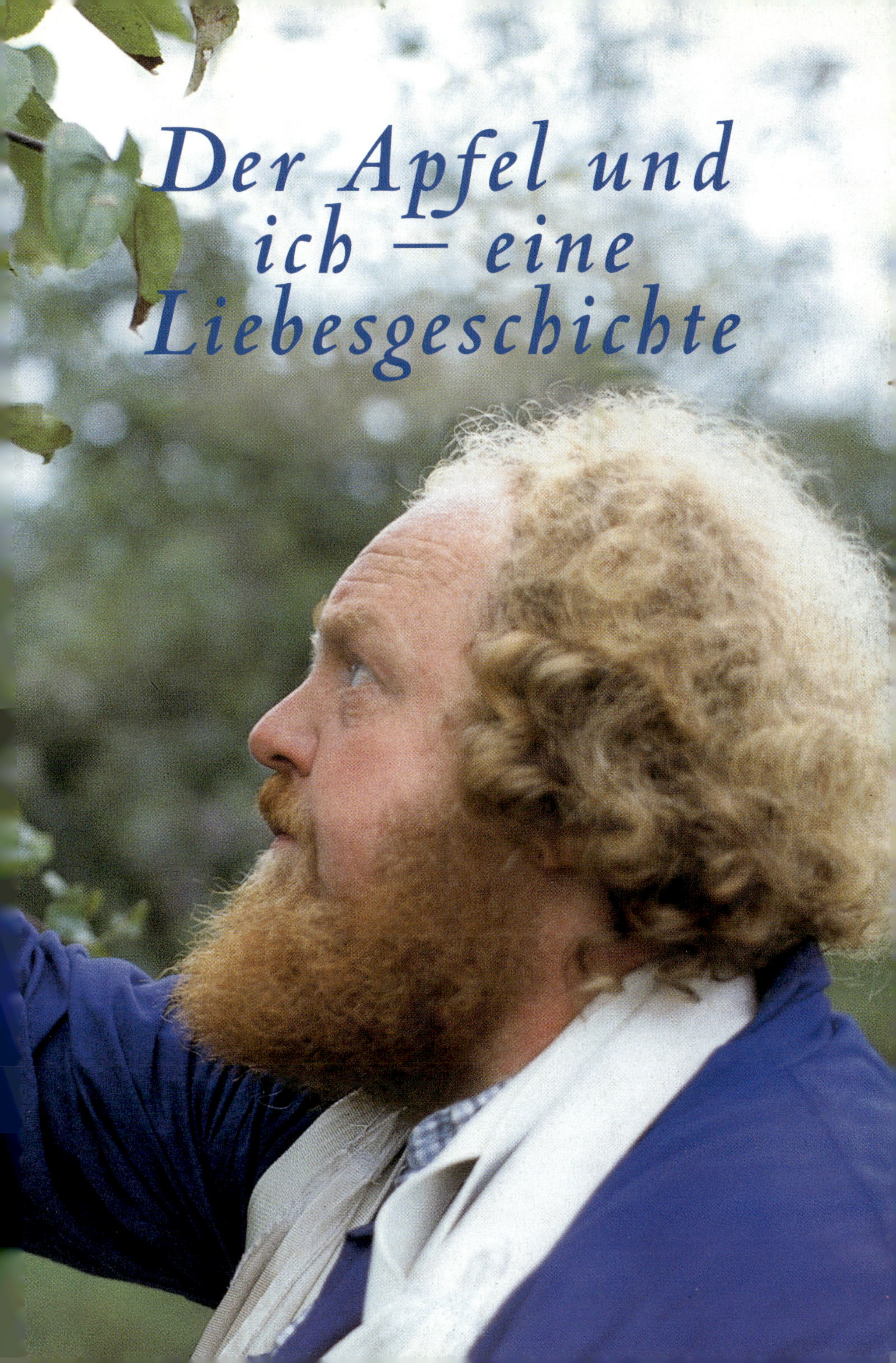
Der Apfel und
ich – eine
Liebesgeschichte

Mein »›Boomgardenprojekt‹« – oder die Leidenschaft für alte Obstsorten

Nein, ich habe nicht mein ganzes Leben lang immer nur Äpfel geliebt. Seit meiner Jugend, muss ich gestehen, gab es da auch noch anderes, das ich liebte: schöne alte Bücher zum Beispiel oder Johann Sebastian Bach und Bob Dylan, meine plattdeutsche Muttersprache, die Imkerei.

Den Apfel liebte ich nicht von Kindesbeinen an. Dazu war er mir zu alltäglich und selbstverständlich. Wenn man in der frühen Nachkriegszeit im Herzen des Elbe-Weser-Dreiecks in einem 600-Einwohner-Dorf namens Groß Wohnste aufwächst, sind einem Äpfel nun mal alltäglich und selbstverständlich. Selbstverständlich wie das Gemüse aus dem eigenen Garten, das Frühstücksei aus dem Hühnerstall und der Sonntagsbraten vom selbst gemästeten Schwein waren eben auch die selbst gepflückten Äpfel von den eigenen Obstbäumen. Sie hießen ›James Grieve‹, ›Finkenwerder Herbstprinz‹, ›Boskoop‹ und ›Altländer Pfannkuchen‹, schmeckten lecker oder auch nicht, bestimmt aber waren sie gesund. Äpfel gab es fast das gan-

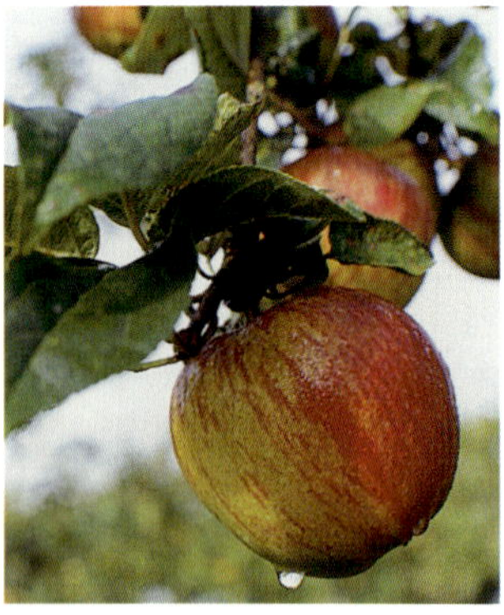

ze Jahr hindurch, erst vom Baum, später aus dem Keller. Tafeläpfel zum Essen, Wirtschaftsäpfel für Apfelmus, den Apfelkuchen und zum Kochen von Brotsuppe. Brotsuppe galt eigentlich als Arme-Leute-Reste-Essen, aber so, wie meine Mutter sie kochte, mit viel Boskoop und Rosinen, war sie doch eine sehr typische, norddeutsche süße Suppe, einfach und schmackhaft – ich esse sie noch heute gern. Äpfel waren

Süße Brotsuppe mit Boskoop

300 g altes Roggenbrot oder Schwarzbrot mit Sonnenblumenkernen • 1 großer Boskoop-Apfel
500 ml naturtrüber Apfelsaft • 800 ml Wasser
50 g Zucker • 30 g Rosinen, gewaschen
Saft einer Zitrone • 2 EL Butter • 1 Prise Salz

Das Brot fein zerbröckeln und mit dem Wasser und dem Apfelsaft zum Kochen bringen, Rosinen hinzufügen. Apfel vom Kerngehäuse befreien und in Scheiben in die Suppe schneiden, 15 Minuten köcheln lassen. Zucker hinzufügen, gelegentlich umrühren, damit die Suppe nicht ansetzt. Zum Schluss mit der Butter und dem Zitronensaft verrühren. Mit einer Prise Salz abschmecken. Warm servieren, kann aber auch nach dem Abkühlen und dem damit verbundenen Nachdicken als kalte Nachspeise gegessen werden.

für mich nichts Besonderes, sondern eine Alltäglichkeit. Erst viel später lernte ich, dass dies nicht für jedermann zutraf.

Später ging ich weg aus Groß Wohnste, hinaus in die große weite Welt, die war 60 km entfernt und hieß Hamburg. Ich wohnte mitten in der schönen Hansestadt und hatte beschlossen, ein moderner Stadtmensch zu werden wie andere aufstrebende, junge Studenten auch. Essen konnte man auch gut aus der Dose zubereiten und Äpfel gab es in jedem Supermarkt. Allein, der Mensch lenkt dann doch nicht alles. Je länger ich in der Großstadt wohnte, umso deutlicher spürte ich, dass ich mein Herz im Elbe-Weser-Dreieck verloren hatte – dort war meine Heimat. Die ersten knapp 20 Jahre auf dem platten niedersächsischen Lande hatten mich mehr geprägt, als ich mir zunächst eingestehen wollte.

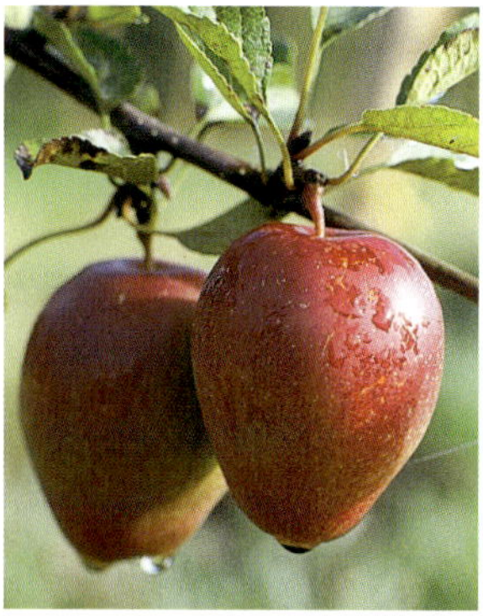

Mit 30 war mir klar: Ich gehe dorthin zurück, woher ich gekommen bin, nicht in dasselbe Dorf, wohl aber in dieselbe Region. Nicht als derselbe Mensch, als der ich weggegangen war, aber um einige Erfahrungen reicher. Hier wohnten »meine Leute«, hier sprach man mein Platt, hier wuchsen meine Apfelsorten. Hier gab es immer noch die Hausgärten meiner Kinderzeit mit Gemüsebeeten und Obstbäumen.

Hier »funkte« es dann auch zwischen dem Apfel und mir. Wir hatten damals einen Resthof in der Elbmarsch gekauft, zu dem gehörte ein halber Hektar Land, ein »Apfelhof«, wie

Am Apfelbaum

Als hier im stillen Tale
Der Frühling weilte kaum,
Stand ich zum letzten Male
An diesem Apfelbaum.

Es flochten Blütenflocken –
Erschöpft vom Wirbeltanz –
In ihren dunklen Locken
Geschäftig sich zum Kranz.

Der Winter ist gekommen,
Und dahin nach altem Brauch,
Und was er mir genommen,
Erweckt kein Frühlingshauch.

Auch heut ich's von den Zweigen
Wie Blüten fallen seh;
Doch tanzt den stillen Reigen
In Flocken nur der Schnee.

Ich seh' vom Haupt ihn tropfen
Gleich Tränen niederwärts,
Und lauter hör' ich klopfen
Mein tiefbewegtes Herz.

Theodor Fontane

man heute sagt, dicht bestanden mit älteren Obstbäumen. 600 Jahre früher nannte man das hier zu Lande »en bomghart«, später »en bomhoff«. ›Boskoop‹ standen darin, wunderschöne, alte ›Gravensteiner‹ und vor allem herrliche ›Finkenwerder Herbstprinzen‹ in stattlicher Anzahl. Der Herbstprinz eroberte schnell mein Herz – was für ein Anblick, diese goldenen, rotbackigen, glockenförmigen Äpfel in der Herbstsonne! Ohne großen Pflegeaufwand, ohne jegliche Spritzungen trugen die Bäume große Mengen makelloser Früchte. Und was für ein Geschmack – kräftig, unverwechselbar würziges »Prinzen-Aroma«.

Diese Liebe auf den zweiten Blick war kein Zufall, sondern die Wiederentdeckung des »Geschmacks aus Kindertagen«, den ich über den Hamburger Supermarkt-Äpfeln schon fast vergessen hatte. Aber es war nicht nur Nostalgie – ich entdeckte wieder etwas Echtes, Bodenständiges und den guten Geschmack. Der Herbstprinz ist wirklich ein Prinz unter den Äpfeln und hat sich einen fürstlichen Platz in meinem Herzen erobert. Andere Menschen wären in dieser Situation vielleicht froh gewesen, endlich ein schönes Hobby gefunden zu haben. Ich hingegen verspürte den unwiderstehlichen Drang, aus dieser Neigung meinen Beruf zu machen. Ich pachtete noch ein paar Hektar Land dazu und wurde Obstbauer.

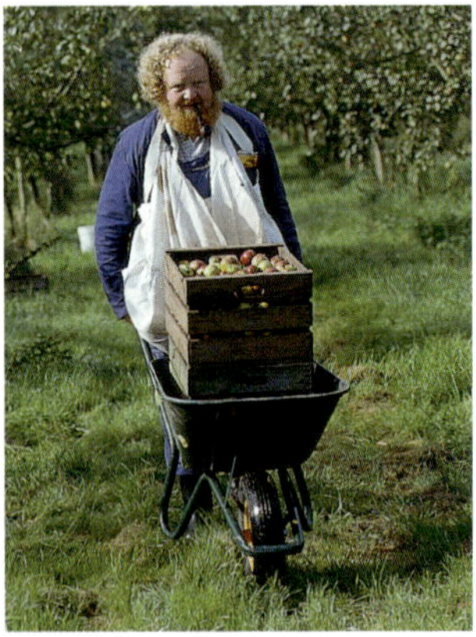

Mein Weg zum Bio-Obstbauern

Aufgewachsen in einem Imkerhaushalt, waren die Obstbauern mein solides Feindbild. Aus meiner Sicht spritzten sie ihre Bäume und damit unsere Bienen tot. So einer wollte und konnte ich natürlich nicht werden. Ich wurde Bio-Obstbauer.

Bio-Obstbau ohne Einsatz von Giftspritzen war 1983 bei uns noch etwas ziemlich Neues. Es gab damit noch nicht viele Erfahrungen, und ich als Autodidakt hatte ein gerüttelt Maß an Lehrgeld zu zahlen. Ich reduzierte die Einsätze meiner Bio-Spritze immer mehr – inzwischen benutze ich sie gar nicht mehr. Das hatte natürlich zur Folge, dass ich zunehmend »Nicht-Tafelobst« produzierte. Denn jede Frucht, die mehr als einen Quadratzentimeter »Schalenfehler« aufweist, darf laut Handelsklassenverordnung nicht als Tafelobst verkauft werden. Auf meinen Pachtflächen standen diverse Apfelsorten, die mir den Entzug der gewohnten »Pflanzenschutzmittel« sehr übel nahmen: Meine ›Cox Orange‹-Äpfel trugen im zweiten Jahr meiner Bewirtschaftung kaum noch Blätter, geschweige denn Früchte, die ›Gloster‹ standen noch kahler und völlig fruchtlos da, die ›Golden Delicious‹ trugen nur noch kleine, von Schorf übersäte Murmel-Früchte, ›Ingrid Marie‹ und ›Laxton Superb‹ platzten auf und verfaulten am Baum. Entzugserscheinungen von Sorten, die bis dahin nach allen Regeln der Chemie unterstützt worden waren. Anderen, vor allem älteren und lokalen Sorten schien hingegen der »Entzug« wenig auszumachen, sie trugen brav weiter.

Ich lernte daraus zweierlei. Erstens: Man kann die Sorten des modernen Erwerbsobstbaus ohne Spritzungen mit den so genannten Pflanzenschutzmitteln nicht zum Tragen von Obst bringen. Der Bio-Obstbau, soweit er mit diesen modernen Sorten arbeitet, fährt pro Saison zum Beispiel 15- bis 20mal mit Netzschwefel gegen Schorfbefall durch die Plantagen. Wer sich das als Hausgartenbesitzer nicht antun will oder kann, sollte einen großen Bogen um das moderne Sortiment machen (›Golden Delicious‹, ›Gloster‹, ›Jonagold‹, ›Elstar‹ usw.). Er sollte robuste, alte und regional bewährte Sorten pflanzen.

Das war mir damals am Beginn meiner Obstbauern-Karriere noch nicht klar. Ich quälte mich mit diesen überaus empfindlichen Sorten herum, und sie lieferten mir im Wesentlichen Mostobst. Wollte ich ökonomisch überleben, so musste ich wenigstens die Verarbeitung meines Obstes selbst in die Hand nehmen. Also baute ich eine kleine hydraulische Obstpresse – sie wog ein paar Tonnen – in der Nähe von Düsseldorf ab und bei mir auf dem Hof wieder auf. Das war der Beginn der Hofmosterei Rönndeich.

Da ich diese nicht ganz billige Investition nun auch optimal nutzen musste, öffnete ich die Anlage als Lohnmosterei

Ich pachtete noch ein paar Hektar Land dazu und wurde Obstbauer.

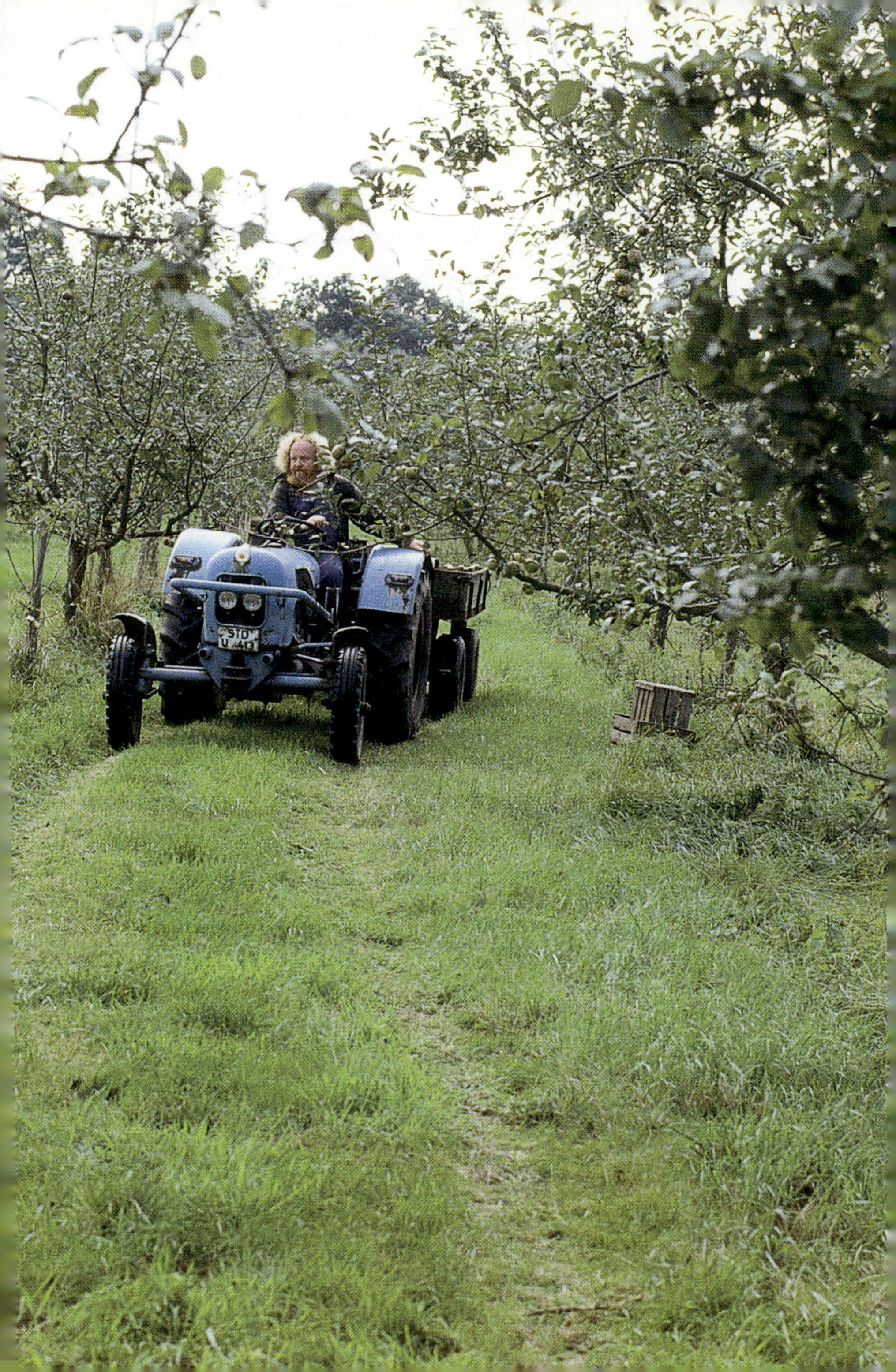

ebenso für andere Obstbesitzer. Bei Anlieferung von mindestens 50 kg Obst boten wir eine eigene Pressung und Abfüllung an. Das sprach sich schnell herum. Im Nahbereich des Alten Landes gab und gibt es viele Besitzer kleinerer Obsthöfe, größerer Hausgärten, die keine Obstbauern mehr sind, aber in guten Jahren mehr Obst auf den Bäumen haben, als sie je selbst essen können. Saft aus eigenem ungespritzten Obst war und ist für viele eine feine Sache.

Die Hausgärtner und Resthofbewirtschafter brachten mir oft Obst, das mich irritierte: Es hatte – wie mir glaubhaft versichert wurde – nie eine Obstbaumspritze gesehen und war doch »sauber« und schorffrei. Und Apfel-Köstlichkeiten waren dabei – nach einem ›Rotfranch‹ rührt man nie wieder einen ›Gloster‹ an! Sie hießen ›Seestermüher Zitronen‹, ›Freiburger Prinz‹, ›Noble Prinzess‹ oder ›Gelber Richard‹, meistens aber hatten sie keinen Namen – nach Opas Tod vergessen oder beim Erwerb der Immobilie nicht erfragt.

Jetzt lernte ich meine zweite Lektion: Es gibt noch andere Äpfel jenseits der Sortenempfehlungen der Obstbau-Versuchsanstalten. Sorten, schon seit Jahrzehnten, wenn nicht seit Jahrhunderten hier zu Hause, die an unser Klima und unsere Böden angepasst sind und deshalb wenig Pflegeaufwand erfordern. Ich beschloss, mich um die Erhaltung dieser Sorten zu kümmern und nannte diesen neuen Zweig meiner Aktivitäten mein »Boomgarden-Projekt«. 1984 war dies noch ein recht neues Thema, mittlerweile ist es in aller Munde.

Die Resthofbewirtschafter brachten mir oft ihre Äpfel.

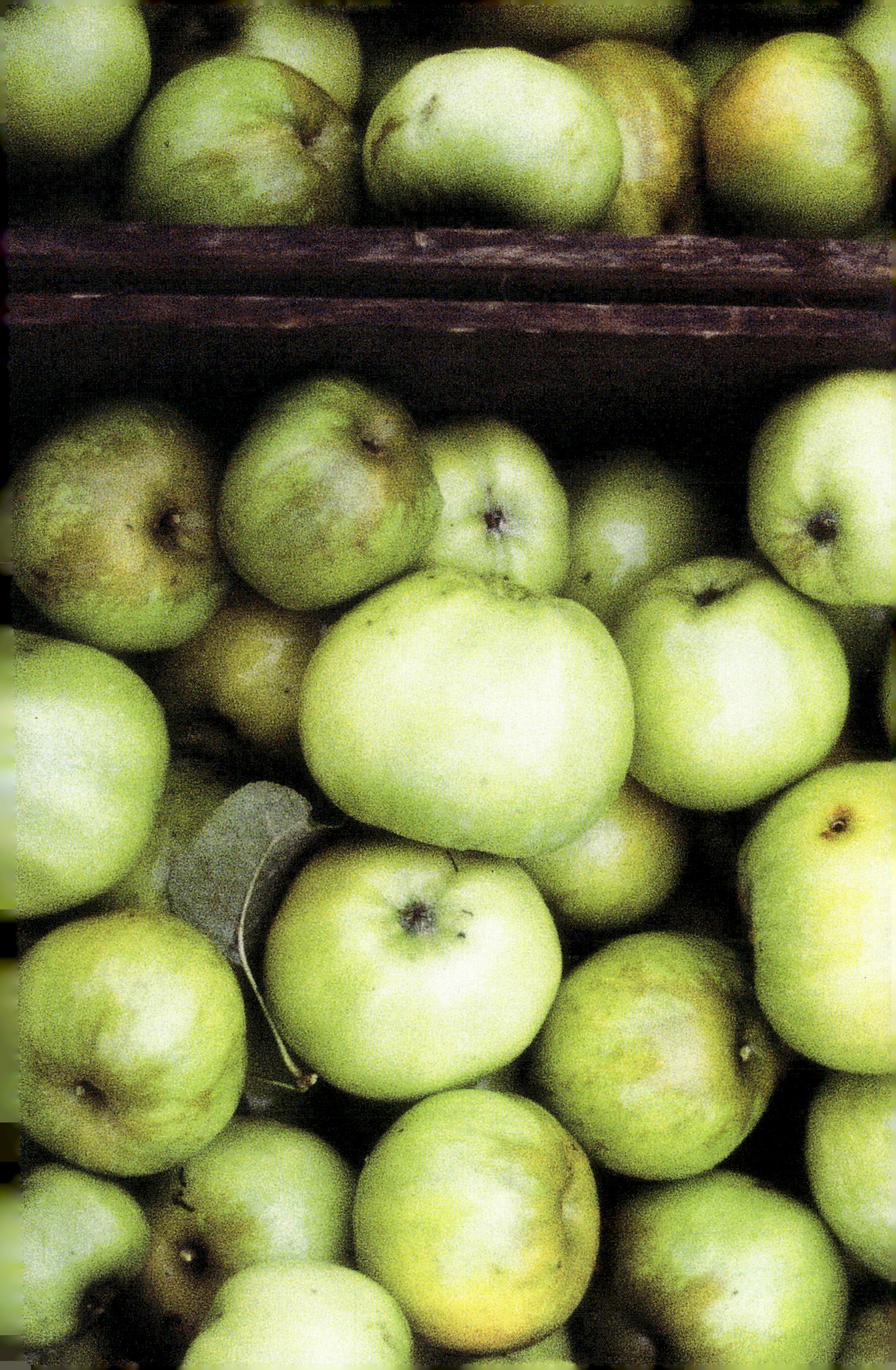

Die offiziellen Vertreter des niederelbischen Erwerbsobstbaus, die schon dem stärker werdenden Bio-Obstbau sehr skeptisch gegenüberstanden, fanden das Interesse an den alten Obstsorten albern, lästig und schädlich. In der örtlichen Tageszeitung hieß es im März 1985, das sei doch alles Nostalgie – alternde Apfelesser würden ihre Kindheitserinnerungen verklären.

Meine Mostereikunden und viele andere Besitzer alter Obstsorten taten das jedoch nicht, weil sie begeistert und überzeugt von ihren alten Sorten waren und sie gerne weiterbehalten wollten. Um sie – und mich selbst – glücklich zu machen, begann ich, Reiser von den alten Bäumen zu schneiden und sie in Zusammenarbeit mit einer kleinen Baumschule vor Ort zu neuen Bäumen heranzuziehen.

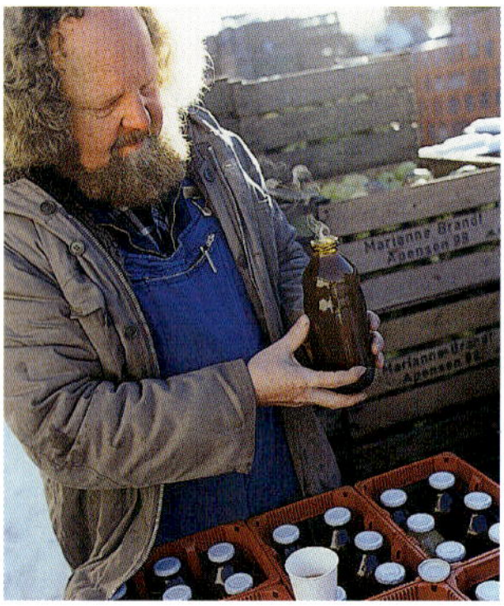

Häufig wurde ich als eine Art »pomologischer Notdienst« zu Hilfe gerufen. Die Baumveteranen lagen schon vom Wintersturm dahingestreckt auf dem Boden. Ich habe sogar schon Reiser von Zweigen geschnitten, die ich aus dem Holzstapel eines Osterfeuers zog. Im Frühling 1988 konnte ich die ersten jungen Bäume meiner alten Sorten pflanzen. Es waren etwa 150 Bäume auf etwa 6000 m². Seitdem sind in jedem Jahr neue Bäume hinzugekommen, sodass jetzt etwa drei meiner fünfeinhalb Hektar Obstbauflächen mit alten Sorten bestanden sind.

Die Apfelschätze des Karl Mohr

Zunächst war das nicht besonders spektakulär und vor allem noch wenig vorzeigbar. Da hatte sich jemand ein etwas merkwürdiges Hobby ausgedacht – das Sammeln alter Obstsorten. Diese waren doch vom Erwerbsobstbau, der in der Region dominiert, Absatzorientiert aussortiert und beiseite geschoben worden. Die Obstbau-Offiziellen hatten die ›Prinzen‹, ›Pfannkuchen‹, ›Boiken‹ und wie sie alle hießen für überflüssig und abgeschafft erklärt, die Devise »Beseitigung des Sortenwirrwarrs« ausgegeben und zur »Sortenbereinigung« aufgerufen. Diese Parolen hatten gut gegriffen, und die zu Beginn der siebziger Jahre von staatlicher Seite gezahlten Rodungsprämien hatten den meisten alten Hochstamm-Obsthöfen mit ihrer traditionellen Sortenvielfalt den Garaus gemacht. Und nun machte sich jemand daran, die verbliebenen Reste einzusammeln und pflanzte die alten Sorten in neuen Bäumen auf – wohl ein nostalgischer, grüner Spinner, der Museumsobsthöfe anlegte. Der erste Bericht über mein »Boomgarden-Projekt« in der regionalen Tageszeitung stand dann 1994 auch unter der Überschrift »Ökofreak schwärmt von Prinzen und Schlotteräpfeln«. Er tat jedoch dem Projekt keineswegs Abbruch. Es wuchs munter weiter, so munter, dass es mich mitunter zu überwuchern drohte. So lernte ich 1994 den damals schon über 80-jährigen pensionierten Baumschulbesitzer Karl Mohr aus dem holsteinischen Ellerhoop kennen. Karl Mohr hatte in seinem rüstigen »Unruhezustand« immer wieder seine holsteinische Heimat von der Dithmarscher Nordseeküste bis ins westliche Mecklenburg durchstreift und wohl an die 700 verschiedene Wurzelunterlagen veredelt und in der hintersten Ecke seiner Baumschule auf engstem Raum aufgepflanzt. Dort standen sie nun seit einigen Jahren und zeigten schon deutliche Alterserscheinungen. »Wat passiert dor nu mit, wenn Du mol nich mehr kannst?«, fragte ich ihn. »Denn kummt dat allens in'n Schredder«, sagte er. »Dat geiht nich, Korl«, entgegnete ich, und gemeinsam überlegten wir uns, wie wir diese wertvolle Sammlung retten könnten. Da ich auf meinen Pachtflächen nicht mehr viel Platz hatte, entschloss ich mich zu einer Platz sparenden Aufpflanzung auf schwachwüchsigen Unterlagen. In zwei Wintern »schnitzte« Karl mir über 500 handveredelte junge Bäumchen, je eins pro Sorte, der Rest seiner Sammlung war bereits nicht mehr zu retten. Etwa 100 hatten überhaupt einen Namen, jedoch zumeist einen mir völlig unbekannten wie ›Kartonapfel‹, ›Graf Waldersee‹, ›Poyenberger Waldapfel‹ oder ›Immenstedter Pi-

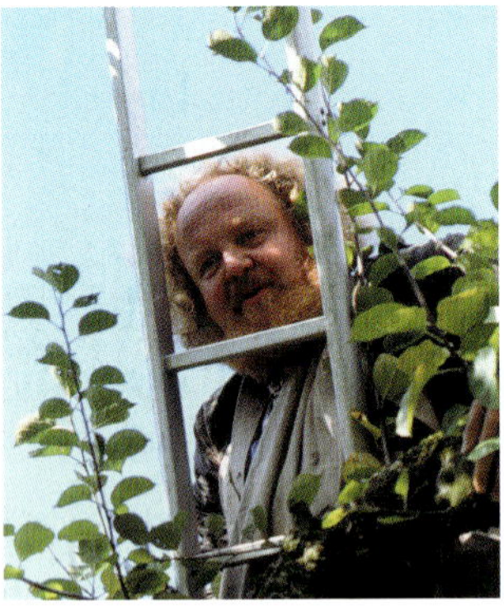

Ich wollte eine wertvolle Sammlung alter Sorten retten.

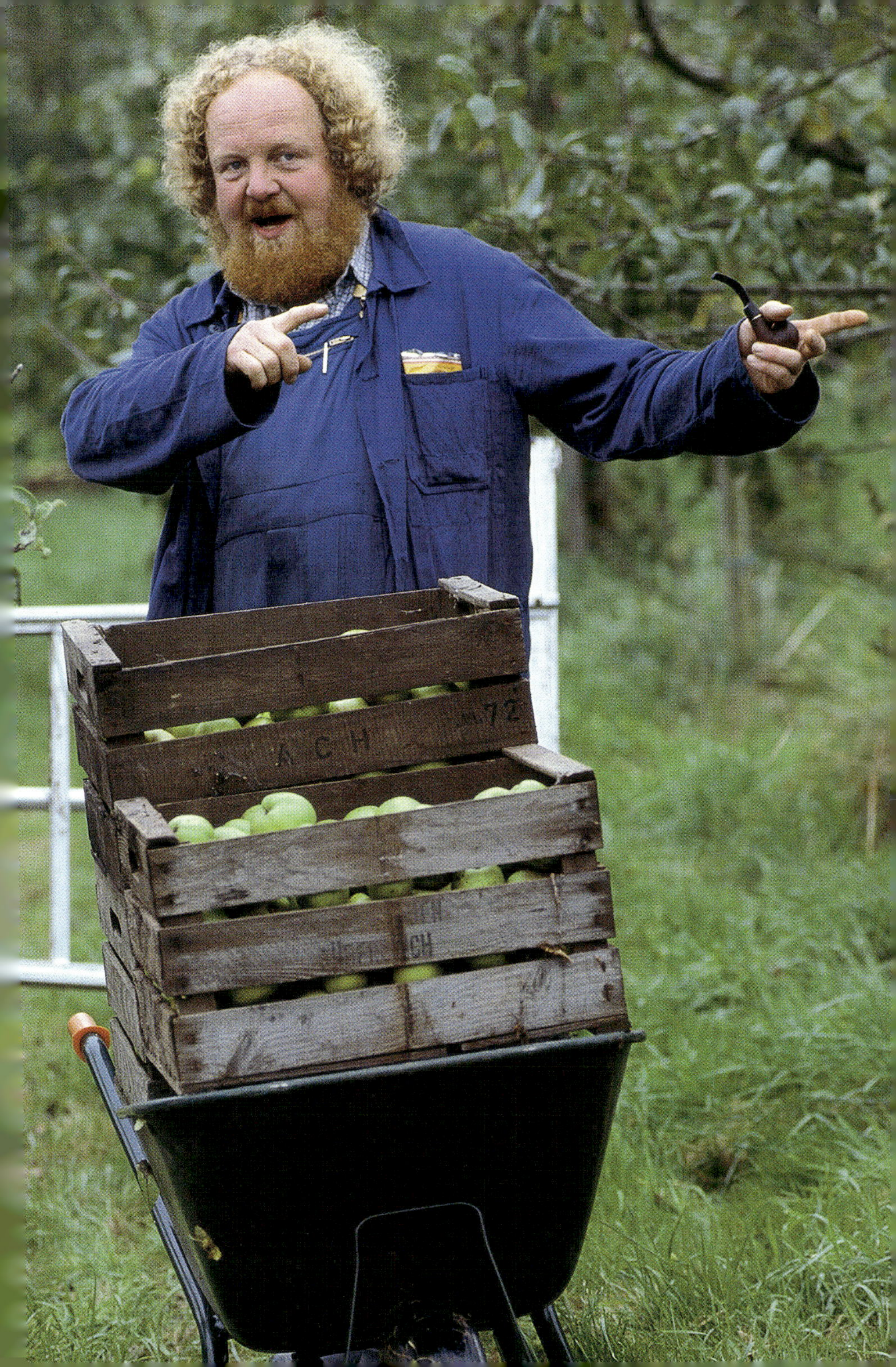

son‹. Ich hatte das Gefühl, eine große Wundertüte geerbt zu haben, voller unbekannter und wohl vielfach nie mehr zu identifizierender Schätze.

Am Beispiel Karl Mohrs wurde mir deutlich, wie wichtig es ist, die letzten Zeugen und Kenner der alten pomologischen Vielfalt noch rechtzeitig aufzuspüren, zu befragen und zu »beerben«. »Pomologische Erbschleicherei« ist seitdem eine meiner Lieblingsbeschäftigungen. Mit etwas Glück und Geschick und meiner plattdeutschen Zunge habe ich auch die pomologischen Schatztruhen eher verschlossen und abweisend wirkender Einheimischer öffnen können und so manche schon verloren geglaubte alte Sorte noch aufgespürt. Wie es dann so kommt: Hat erst jemand einmal zehn Jahre lang seine Idee konsequent vertreten, beginnen zusehends mehr Leute, ihn ernst zu nehmen. Die Medien, die mein Thema zunehmend in den Blick bekamen, entdeckten nun auch mich. Was natürlich einen weiteren kräftigen Schub an Meldungen alter Obstsorten aus der Region zur Folge hatte. Auf einen Zeitungsartikel hin gab es manchmal mehr als fünfzig Anrufe und Briefe.

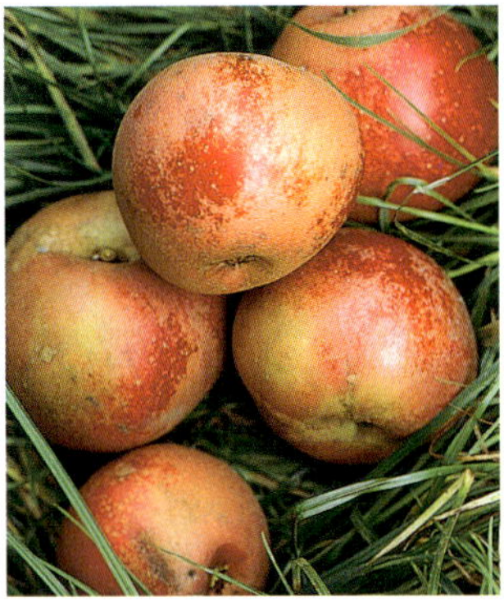

Solch eine Resonanz will natürlich auch noch bearbeitet und bewältigt werden. Meine Tätigkeit als Obstbauer und Wochenmarktfahrer sorgte schon für ein Pensum von mindestens sechzig, während der Ernte auch von über achtzig

Apfelkantate

Der Apfel ist nicht gleich am Baum,
da war erst lauter Blüte.
Das war erst lauter Blütenschaum
und lauter Lieb und Güte.

Dann waren Blätter grün an grün
und grün an grün nur Blätter.
Die Amsel nach des Tages Mühn,
sie sang ihr Abendlied gar kühn
und auch bei Regenwetter.

Der Herbst, der macht die Blätter steif,
der Sommer muss sich packen.
Hei! Dass ich auf die Finger pfeif
da sind die ersten Äpfel reif
und haben rote Backen.

Und was bei Sonn' und Himmel war
erquickt nun Mund und Magen
und macht die Augen hell und klar.
So rundet sich das Apfeljahr
und mehr ist nicht zu sagen.

Hermann Claudius

Wochenarbeitsstunden. Die Rettung alter Obstsorten bringt einem einerseits mit der Zeit allerhand Ehre, aber damit noch kein Geld ein, verursacht andererseits eine Menge Kosten. Zwar unterstützte mich der 1991 gegründete Pomologenverein nach Kräften, doch verschlang das Sammeln und Pflanzen der alten Obstsorten so viel Geld, dass ich mir überlegte, mich nach einem Sponsor umzusehen.

Ich hatte da ja noch mehrere »blaublütige« Sorten. Vielleicht, so dachte ich, könnte man mit denen einen geneigten Sponsor ködern – mit feierlicher Sortentaufe und so. Was gab es denn da noch für Namen? »Kaiser Wilhelm«? Geht nicht – der Apfel ist noch zu verbreitet, und den Kaiser gibt es nicht mehr. War auch ziemlich unbeliebt. »König August Friedrich« – ja, König wovon denn? Wahrscheinlich auch schon tot. »Graf Waldersee«, das war der mit dem Boxeraufstand! »Pardon wird nicht gegeben.« Zu blutrünstig, geht also auch nicht. »Prinzessin von Lübeck«. Seit wann gibt es in Lübeck Prinzessinnen? Lübeck ist doch die Mutter aller Hansestädte, freiheitsliebend und bürgerlich? Kann also nicht sein, dass es dort Prinzessinnen gibt. »Herzog von Cumberland«, wo liegt Cumberland? Im Nordwesten Englands. Man kennt allenfalls die Sauce. Aber der Herzog von Cumberland residiert in Hannover, man nennt ihn dort den Welfenprinzen ... kein Kommentar!

Ja, wenn wir noch einen edelmütigen König in Hannover hätten, dann könnte man sich ja an den wenden: »Königliche

Ich spürte so manche vergessene Sorte wieder auf.

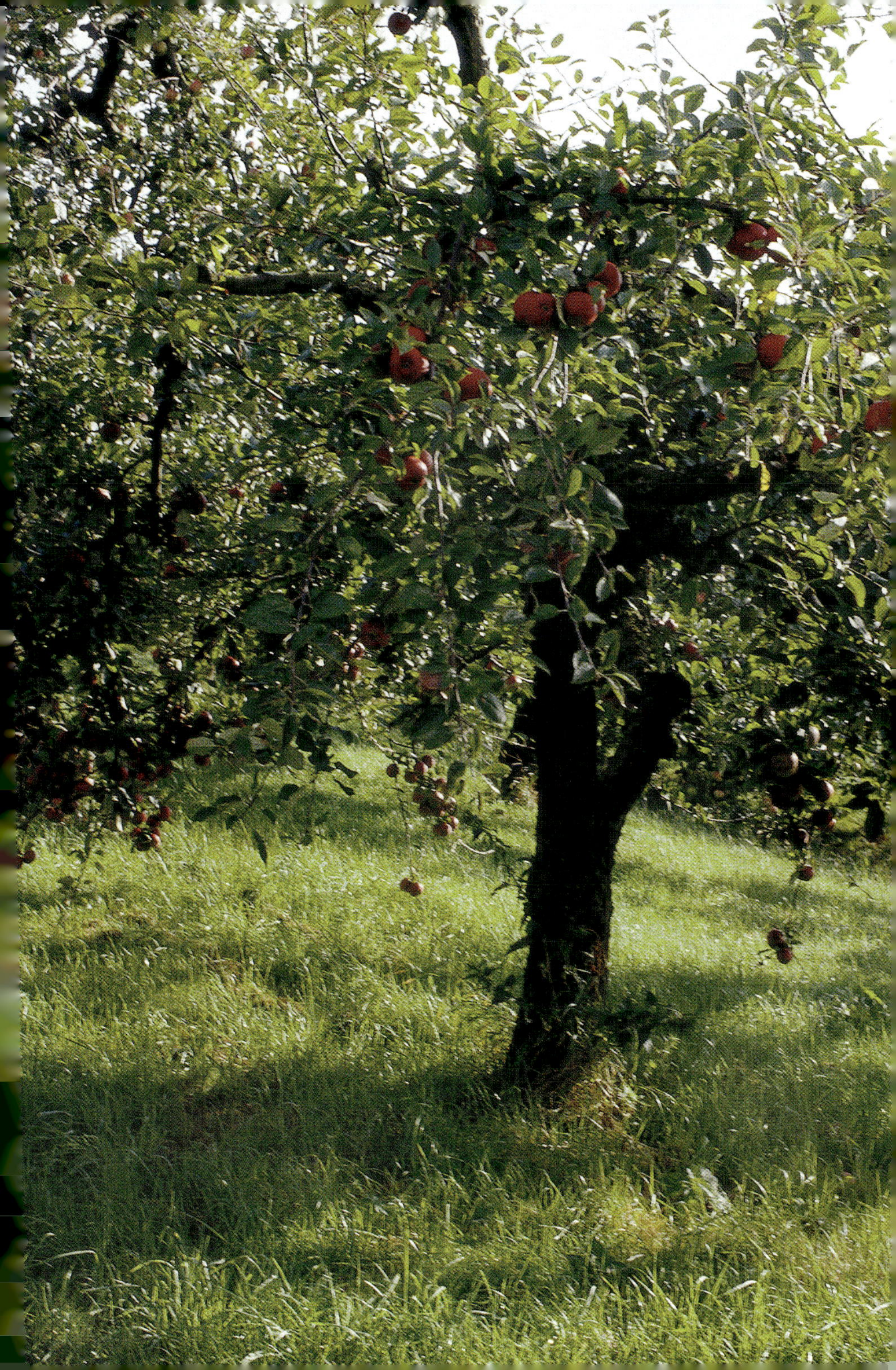

(Sie spricht:)
Steht ein Baum im schönen Garten
Und ein Apfel hängt daran,
Und es ringelt sich im Aste
Eine Schlange, und ich kann
Von den süßen Schlangenaugen
Nimmer wenden meinen Blick,
Und das zischelt so verheißend
Und das lockt wie holdes Glück!

(Die Andere spricht:)
Dieses ist die Frucht des Lebens,
Koste ihre Süßigkeit,
Dass du nicht so ganz vergebens
Lebtest deine Lebenszeit!
Schönes Kindchen, fromme Taube,
Kost einmal und zittre nicht –
Folge meinem Rat und glaube,
Was die kluge Muhme spricht.

Heinrich Heine

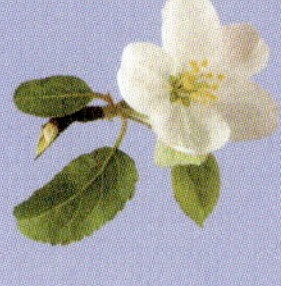

Hoheit! Ich habe den nach Ihnen benannten Apfel, den es in keiner Baumschule mehr gab, wiederentdeckt. Ist es nicht eine wunderschöne, rotbackige Frucht? Möchten Sie diese nicht in Ihre königliche Obhut nehmen und die anderen 800 Apfelsorten, die ich gesammelt habe, gleich mit?« Nein, so geht es nicht. Wir haben keinen König mehr in Hannover, und das ist auch gut so. Lieber suche ich mir ein paar bürgerliche Sponsoren. Nachdem ich mich nun über zwanzig Jahre mit dem Thema beschäftigt habe, bessert sich endlich die Lage: Die jungen Bäume mit alten Sorten beginnen mehr und mehr Ertrag zu bringen – wenngleich manche auch erst nach zehn Jahren. Immer mehr Menschen interessieren sich für meine alten Obstsorten, für Vorträge oder die Beratung bei Streuobstpflanzungen gibt es auch den einen oder anderen Euro.

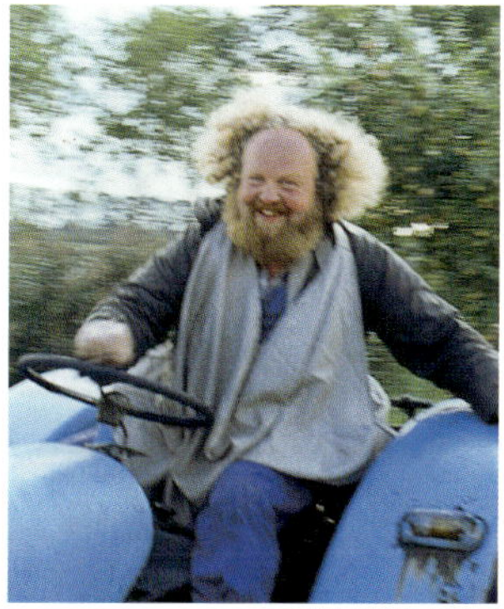

Aus dem als Spinner belächelten »Ökofreak« wird der Gewinner eines regionalen Ideenwettbewerbs, der immer noch das vertritt, wofür er früher belächelt worden ist: Die alten Obstsorten dürfen nicht untergehen. Sie sind ein Teil unseres kulturellen Erbes, sie sind eine schützenswerte genetische Ressource, sie können als Hochstämme auf Streuobstwiesen das Landschaftsbild verschönern und als Biotop die Natur bereichern sowie dadurch auch die Region für den Tourismus attraktiver machen.

Eine doppelte Liebesgeschichte

Die Früchte der entsprechenden Sorten können in den typischen, traditionellen Rezepten der Region die Speisekarten der heimischen Gastronomie beleben. Darüber hinaus bieten gewisse alte Obstsorten mit ihrem ungewöhnlichen und markantem Geschmack Veredlern ungeahnte Möglichkeiten, neue Produkte auf Basis der alten Sorten zu »erfinden«.

Um noch einmal an den Beginn der Geschichte zurückzukehren: Der Apfel und ich – eine Liebesgeschichte. 1988 erhielt diese Geschichte eine ungeplante, aber durchaus willkommene Fassette. Einmal in der Woche fuhr ich mit einem kleinen Transporter voller Obst und Gemüse nach Hamburg. Dort belieferte ich einige Bio- und privat organisierte Einkaufsgemeinschaften mit frischen Lebensmitteln aus dem Kehdinger Land. An einer der Auslieferstationen pflegte eine junge Frau die Waren in Empfang zu nehmen. Auf diese junge Frau hatte ich ein Auge geworfen, traute mich jedoch, schüchtern wie ich war, nicht so recht, weitere Schritte

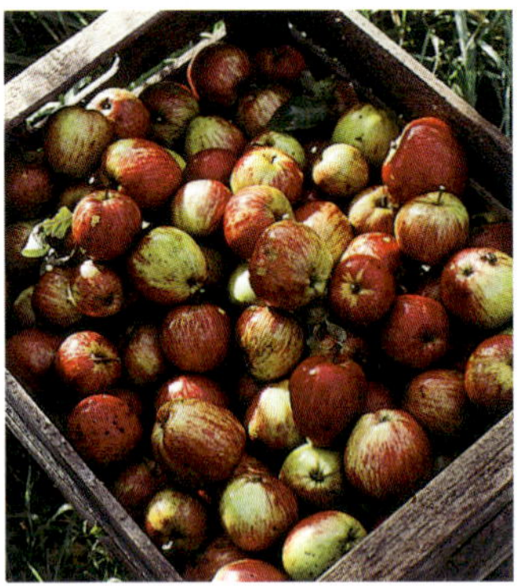

zu unternehmen. Sie hatte dies jedoch wohl bemerkt und beschloss nun ihrerseits, das Heft in die Hand zu nehmen. Das Heft war in diesem Fall, weil es ja um die Annäherung an einen Obstbauern ging, ein Apfel. »Diesen Apfel hier«, sprach das Weib, »habe ich aus einem alten Hausgarten hier in den Elbvororten. Er ist sehr lecker, kennst Du ihn?« Wie dereinst die Stammmutter Eva im Garten Eden hielt es mir einen verlockend roten Apfel entgegen. Und wie Adam einst nahm auch ich die Frucht an und aß sie auf. Zuvor hatte ich mir den Apfel noch angesehen und als mir unbekannt erklärt. Erst als ich ihn gegessen hatte, wurde mir mein Fehler bewusst. Ich wollte mir doch ein Fotoarchiv mit Aufnahmen unbekannter Apfelsorten anlegen. Jetzt hatte ich das einziges Belegexemplar im Magen. Die junge Frau tröstete mich, bei ihr zu Hause gäbe es noch mehrere Exemplare der gleichen Sorte. Ich folgte ihr … und blieb.

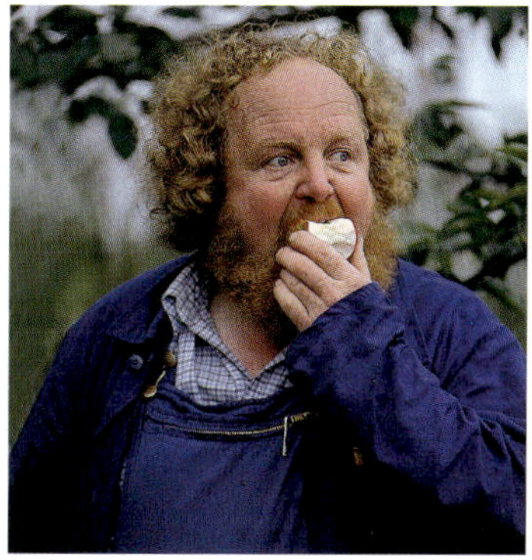

Später gestand sie mir, dass sie zwar an sich frei sei, jedoch liebe sie einen Prinzen, nämlich allen voran den ›Finkenwerder Herbstprinzen‹. Wenn ich mich mit dieser Liebe abfinden könnte, dürfe ich bleiben. Ich gestand ihr, dass ich just diesen Prinzen auch schon seit Jahren liebe. So ergab sich alsbald ein fruchtbares Dreiecksverhältnis, das nun schon über ein Jahrzehnt Bestand hat.

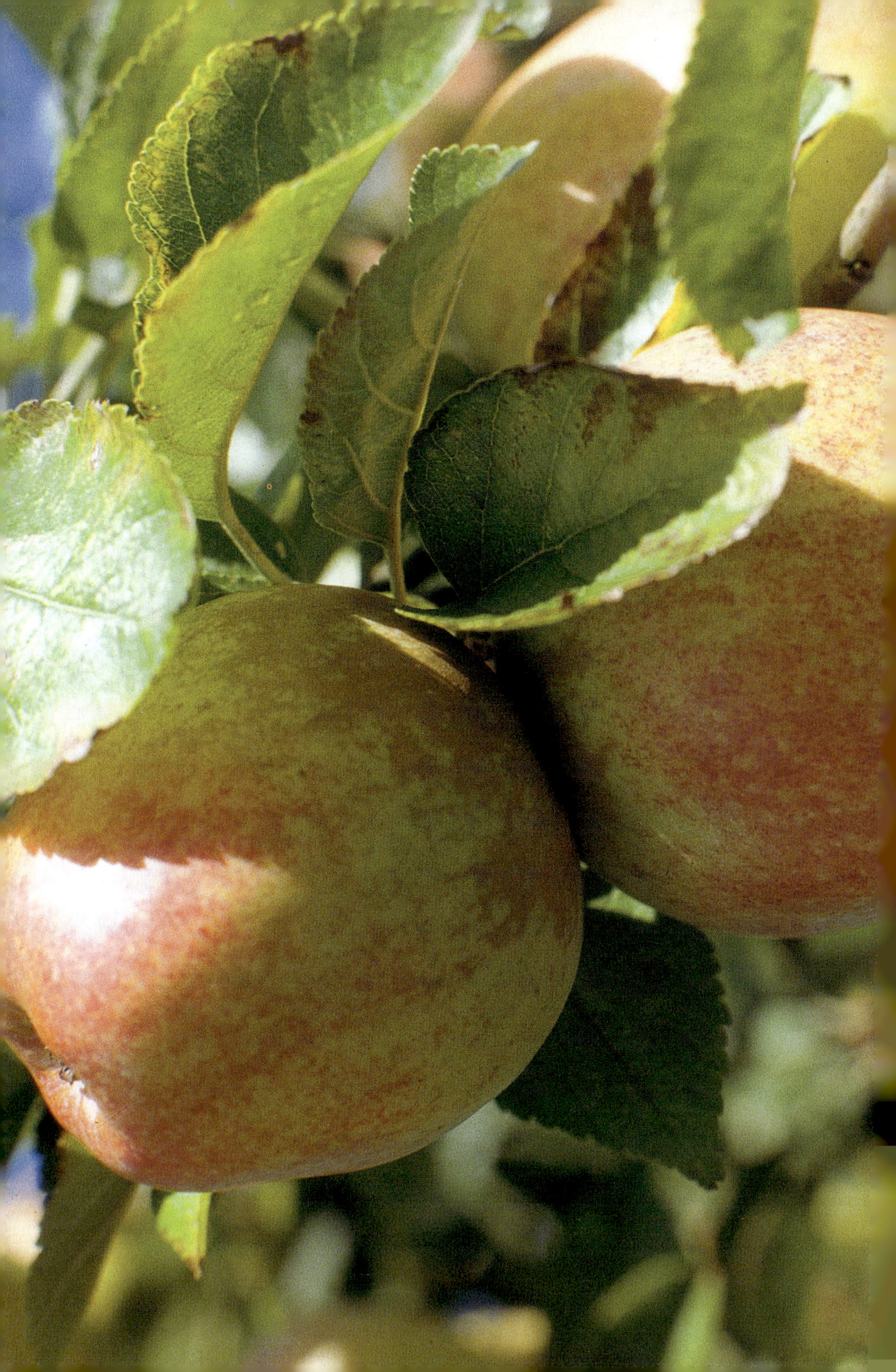

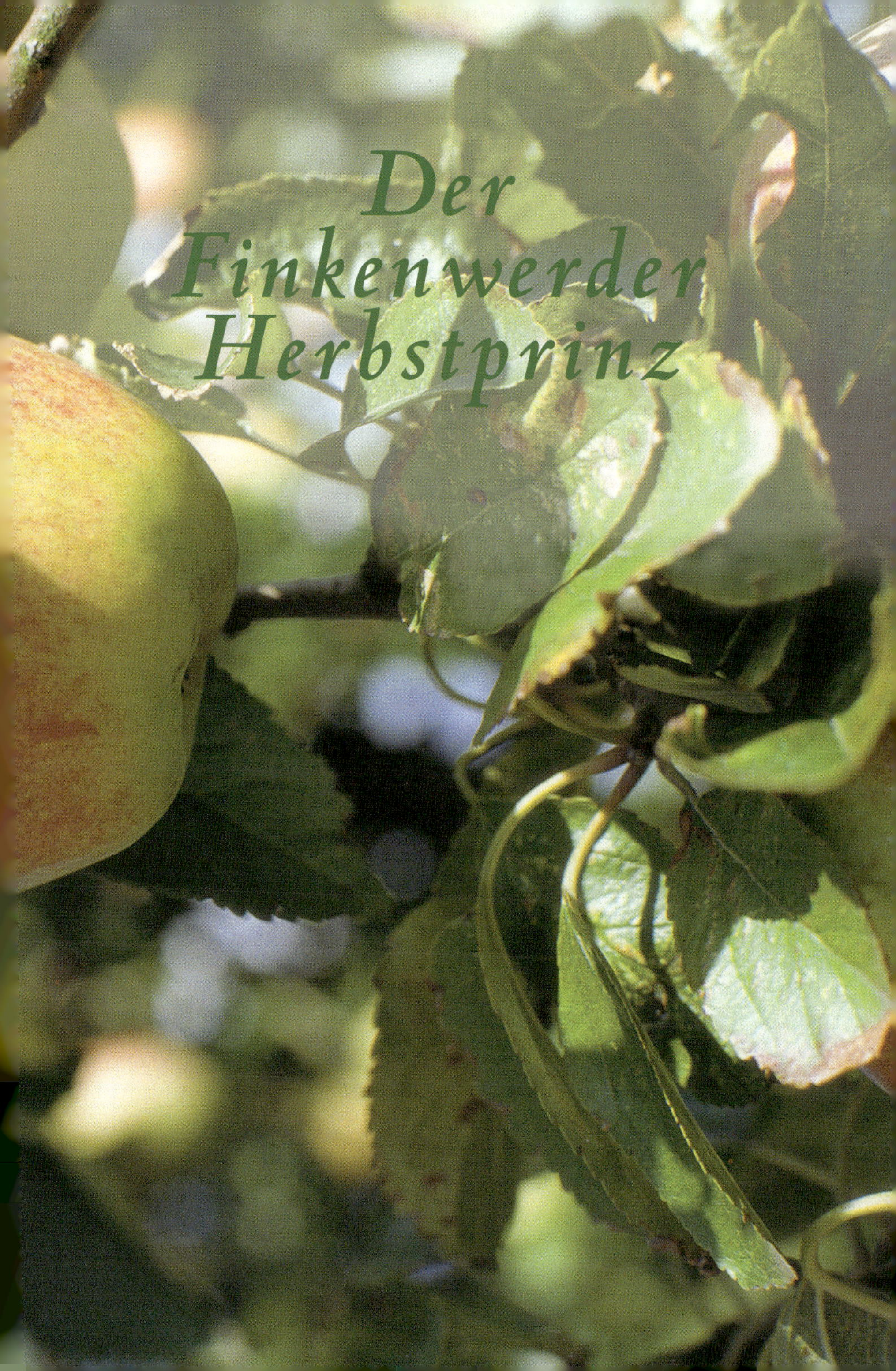
Der
Finkenwerder
Herbstprinz

Persönliche Betrachtungen über meine Lieblingssorte

»Was ist denn Ihr Lieblingsapfel?« Es ist nicht ganz einfach, diese Frage zu beantworten. Welcher Apfelliebhaber hat wohl nur einen einzigen Lieblingsapfel jahrein jahraus? Ich jedenfalls nicht. Gäbe es meinen »Superstar« unter den Äpfeln, bräuchte ich mich um die anderen gut 700 Sorten in meinem Boomgarden eigentlich nicht mehr kümmern. Meine Wahl fällt natürlich auf verschiedene Sorten im Laufe der Apfelsaison. Die erste Liebe ist immer noch der weiße ›Klarapfel‹. »Nein!«, werden Sie sagen, »das olle saure Ding, das immer gleich mehlig wird!« Das ist sicher richtig, es gibt kaum einen wirklich schmackhaften ›Klarapfel‹ in den Obstgeschäften und Supermärkten. Der Handel möchte uns ja am liebsten weismachen, wir sollten am besten das ganze Jahr hindurch ›Elstar‹ essen, dann gäbe es keine logistischen Probleme mehr. Ab August künstlich in der Reife beschleunigter ›Elstar‹ aus Holland, ab September ›Elstar‹ vom Bodensee oder aus dem Alten Land und, wenn die alle sind, die letzten künstlich im Stickstofflager am Leben gehaltenen Restposten aus dem Ausland. Wozu brauchen wir noch Frühsorten oder späte Lagersorten?

Wir brauchen sie sehr wohl, wenn wir unserem Gaumen was Gutes tun wollen und ein bisschen von der Vielfalt der

Apfelgeschmäcker auf die Zunge bekommen möchten. Hier hat dann sogar der oft geschmähte Klarapfel seinen Platz. Ein englischer Pomologe hat einmal gesagt, jede einzelne Frucht dieser Sorte habe eine Stunde, da müsse man sie vom Baum wegessen. Recht hat er. Als Obstbaumbesitzer kann man sich diesen Luxus ja vielleicht erlauben und sich an der herrlich erfrischenden Säure dieser ersten Früchte der neuen Saison erfreuen.

Mein nächster Liebling ist der ›Gravensteiner‹, der alte Gelbe noch lieber als der Rote. Aber er darf nicht zu früh gepflückt werden, wie es im Erwerbsobstbau – Pflücken nach Versandfestigkeit – meistens geschieht. Haben Sie schon einmal einen am Baum vergessenen ›Gravensteiner‹ Ende September in der Herbstsonne strahlend entdeckt und probiert? Beim ersten Biss läuft Ihnen der Saft schon so übers Kinn. Und was für ein Geschmack, welch ein Aroma! Es ist einfach unvergleichlich und in keiner anderen Sorte wiederzufinden.

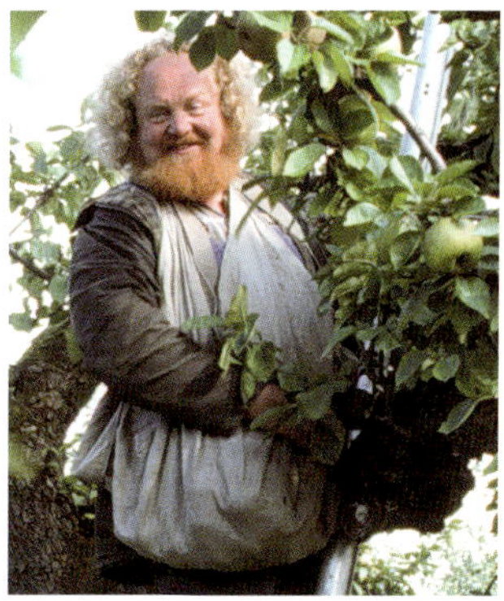

Als Nächstes in der Saison folgt bei mir der ›Rotfranch‹, auch ›Hadelner Rotfranch‹ genannt, wohl identisch mit der süddeutschen Sorte ›Weigelts Zinszahler‹. Ein eher kleiner, runder Apfel mit rauer, roter Schale, festem, gelblichem Fleisch und einem leicht nussartig fruchtigem Aroma, das einen glatt umhauen kann. So viel Würze in einem kleinen Apfel – sie würde bei einem ›Jonagold‹ für zehn Früchte reichen. Nur, der trägt auch zehn Früchte, wo der ›Rotfranch‹ uns mit nur einem einzigen beglückt. Aber wer Platz hat in seinem Hausgarten, sollte sich den Luxus solcher Sorten gönnen, er muss ja nicht Tonnage wie der Erwerbsobstbau erzeugen.

Etwa zur gleichen Zeit wie der ›Rotfranch‹ reift bei mir die ›Biesterfeld Renette‹. Ebenfalls ein fauler Träger, aber auch mit erhabenem Geschmack. Ein großer, runder, ebenmäßig roter Apfel, kräftig-fruchtig, nicht so intensiv wie der kleine ›Rotfranch‹, dafür aber saftiger. Er leidet wie auch der ›Rotfranch‹ so gut wie nie an Schorf, dafür aber, zumindest auf schweren, kalten Tonböden, an Krebs, was jedoch auf sandigen Lehmböden keine Probleme macht. Er blüht sehr früh, ist also blütenfrostgefährdet und liebt kräftige, nicht zu trockene Böden.

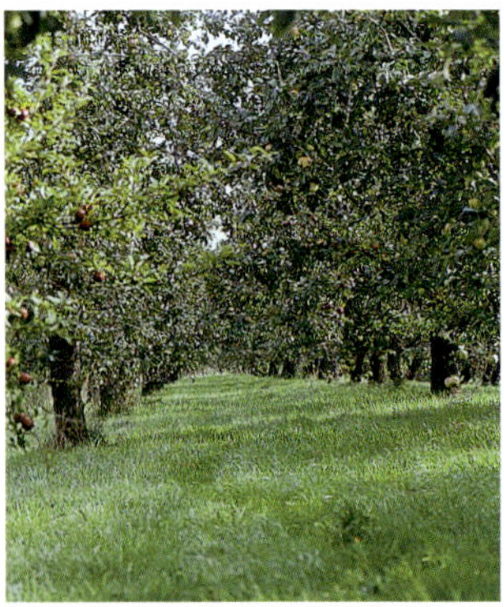

Als Nächstes esse ich dann bis Ende Oktober gerne einen ›Holsteiner Cox‹. Dies ist noch gar keine so alte Sorte. In den zwanziger und dreißiger Jahren hat der Schulmeister Vahldiek im ostholsteinischen Eutin mit Aussaaten von Kernen der Sorte ›Cox Orange‹ herumexperimentiert. Er liebte diese Sorte, nur war sie ihm – und nicht nur ihm – zu empfindlich und zu anspruchsvoll im Anbau. Er dachte, es wäre sinnvoll, mit einer an norddeutsche

Meine »Apfelvorlieben« folgen der Saison.

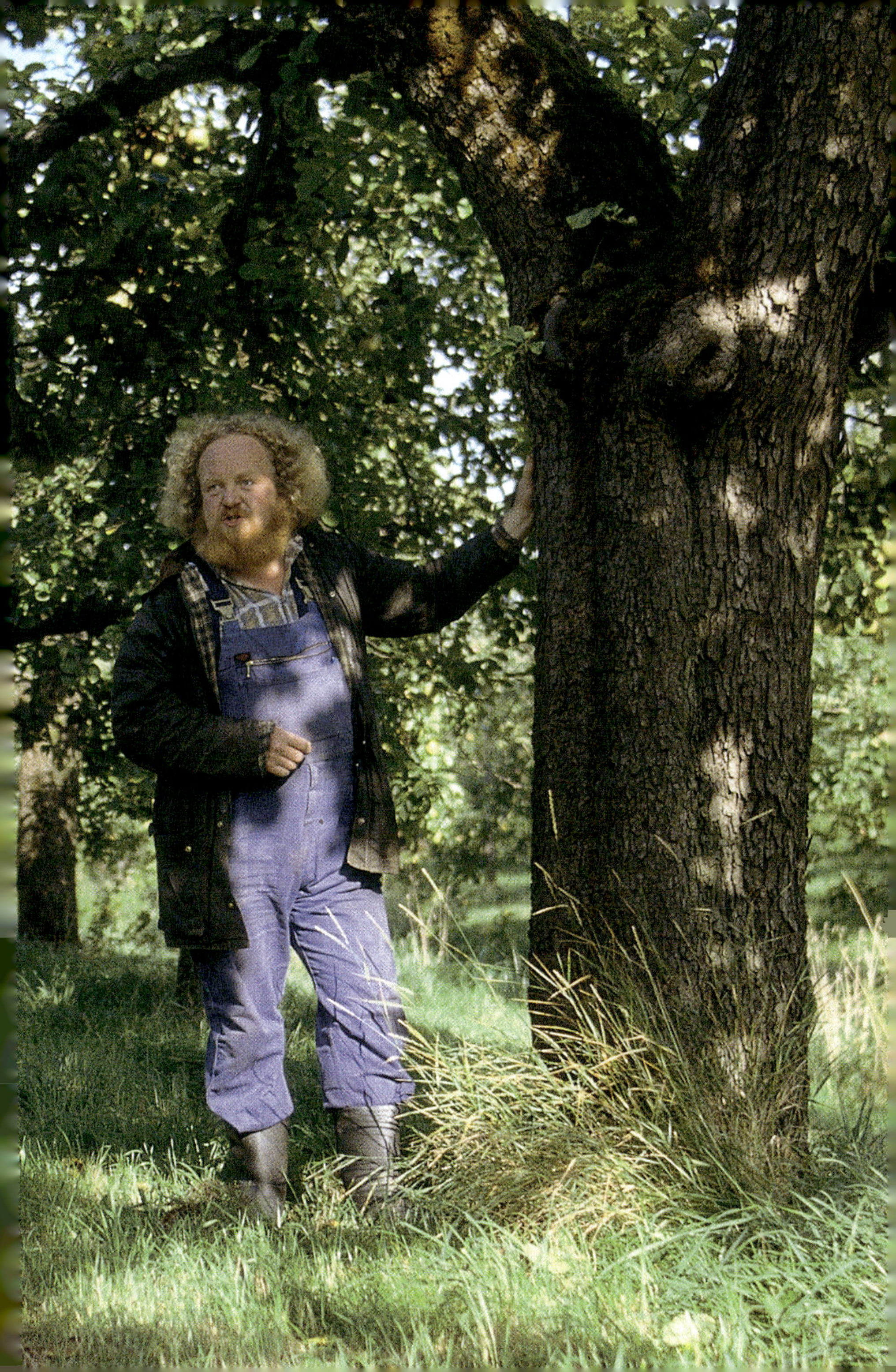

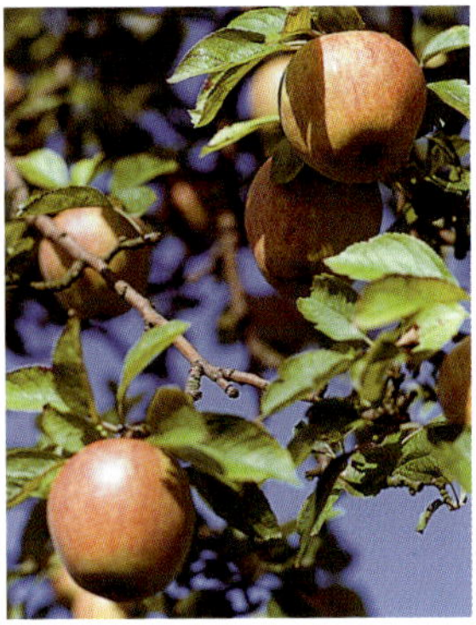

Klima- und Bodenverhältnisse gut angepassten Vatersorte ein robusteres Landeskind zeugen zu lassen, das dann nach Möglichkeit den guten Geschmack der Mutter, aber nicht ihre Empfindlichkeiten erben sollte. Von seinen vielen Aussaaten machte schließlich ›Vahldieks Sämling Nr. 3‹ das Rennen, der dann später den marktfähigen Namen ›Holsteiner Cox‹ erhielt. Seit einiger Zeit ist auch eine rote Mutante der Sorte im Umlauf (Rot muss sein, Rot ist die Modefarbe). Sie scheint fruchtbarer zu sein als die Muttersorte, wegen der größeren Intensität des Geschmacks würde ich aber die gelbe Muttersorte vorziehen.

Ja, und dann, Ende Oktober kommt der ›Finkenwerder Herbstprinz‹. Bis zum Ende meiner Apfelsaison brauche ich nichts anderes mehr. ›Finkenwerder Herbstprinz‹! Warum gerade er? Ja, es gibt andere Äpfel, die leichter und offensichtlich betörender sind als diese Sorte, die ›Goldparmäne‹ zum Beispiel oder die ›Ananas Renette‹. Der ›Finkenwerder‹ ist ein norddeutscher Apfel, er wirkt eher bescheiden, solide und bodenständig. Aber wenn er so üppig an voll tragenden Bäumen in der Herbstsonne hängt, hat er durchaus etwas strahlend Prinzenhaftes. Nur dass er keine »Schaufrucht« ist, die mit ihrem Äußeren nur über den dürftigen Inhalt hinwegtäuschen möchte. Der ›Finkenwerder Herbstprinz‹ hält, was er verspricht. Er birgt in sich die ganzen Aromen eines norddeutschen Sommers. Kein sonnenverwöhntes Kind eines süd-

Der Apfel

Die Stare sangen noch, da glomm die Blüte
Im Apfelbaume links vom Gartentor,
Der Anemonen sanfte Frühlingsgüte
Sah mädchenblass und scheu zu ihm empor.

Von fernen Feldern klang die Mähmaschine,
Da quoll im Apfel wundersam der Saft,
Im zweiten Grase suchte noch die Biene
Vergessne Blüten ab, altjungfernhaft.

Und unter seiner Reife holdem Wunder,
Auf silbergrauem Glanz des Heckenpfahls
Lag schwarz und purpurdunkel wie Burgunder
Der samtne Falterglanz des Admirals.

An meinen Lippen schäumt der Gravensteiner,
Da wird ein Wundertor mir aufgetan,
Denn unter seinen Düften fehlt nicht einer
Der holden Räusche, die ihn reifen sahn.

Börries Freiherr von Münchhausen

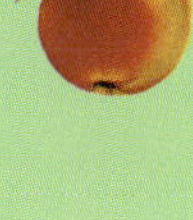

lichen Weinbauklimas, keine milde, sondern eine rauere, robuste Süße. Die nahe See grüßt herüber, die kann man ja auch nicht mit der Adria vergleichen. Natürlich bin ich befangen. Der ›Finkenwerder Herbstprinz‹ ist der Apfel meiner Kindheit, der Apfel meiner Frau, der Apfel meiner norddeutschen Heimat. Er sollte auch im Norden bleiben, nicht gar zu weit von seiner Heimat entfernt. Er weiß das milde Klima von

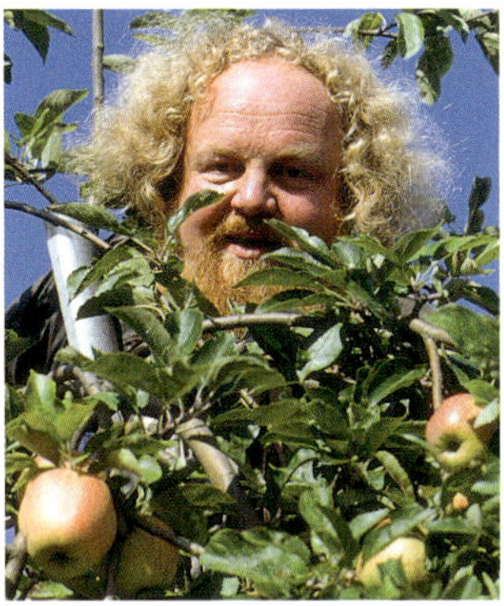

Weinanbaugebieten nicht zu schätzen, womöglich bedankt er sich mit Mehltau. Ich will ihn auch nicht generell für den Anbau in Mitteleuropa empfehlen. Andere Gegenden haben auch schöne Apfelsorten, die es zu hegen und pflegen gilt. Dies ist der Apfel des Nordens. An den Boden stellt er keine hohen Ansprüche, nur ausreichend feucht muss es sein. Beim Wetter ist er wählerischer – nur bei vergleichbaren klimatischen Verhältnissen kann man ihn auch woanders anbauen. Mein Pomologen-Freund Howard Stringer aus Surrey (südwestlich von London), der den ›Finkenwerder Herbstprinzen‹ in den vierziger Jahren als britischer Besatzungssoldat in Hamburg kennen lernte und seitdem einer der treuesten Freunde dieser Sorte geblieben ist, sagt zum Beispiel, dass es dieser Sorte in Südengland zu warm sei. Bei ihm fühle sie sich erst wohl, seitdem er sie an eine Nordwand neben eine überlaufende Regentonne gesetzt habe. Dort sei es wohl wie zu Hause in Finkenwerder.

Die »Geburt« des Herbstprinzen

Der ›Finkenwerder Herbstprinz‹ ist nicht das Produkt einer gezielten Züchtung, sondern ein »Zufallssämling«, zufällig aus dem Kern eines weggeworfenen oder vom Baum gefallenen Apfels entstanden. Vor einiger Zeit versuchte ich Licht in das Dunkel der Herkunft dieser Sorte zu bringen. Zunächst stieß ich auf eine recht ausführliche Beschreibung des ›Herbstprinzen‹ in »Deutsche Obstsorten«, Berlin, 1956. Über den Ursprung der Sorte hieß es dort, dass die erste größere Anpflanzung ein Obstbauer namens Benitt auf der Elbinsel Finkenwerder zu Beginn des letzten Jahrhunderts gemacht hätte. Ich holte also mein Hamburger Telefonbuch hervor: Es gab bloß fünf »Benitts« – beim zweiten wurde ich fündig. Der erzählte mir, dass man seinen Großvater immer den »Herbstprinzen-Benitt« genannt hätte. Der Enkel erzählte mir folgendes: Sein Großvater Carsten Benitt, geboren 1872, wuchs nach dem frühen Tod des Vaters als Halbwaise auf. Der Obsthof des Vaters wurde bis zur Volljährigkeit des Sohnes verpachtet.

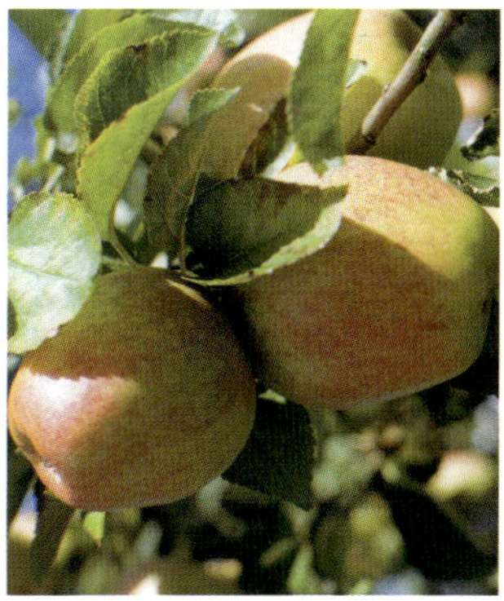

Der junge Carsten Benitt scheint mit offenen Augen durchs Leben gegangen zu sein. Jedenfalls entdeckte er im Obsthof des Nachbarn Rüther einen Baum mit einer unbekannten Sorte Prinzenäpfel, die besonders gut schmeckte und offenbar sogleich das Herz des jungen Benitt eroberte. Jedenfalls hätte der Großvater sich geschworen, gleich nach seiner Volljährigkeit und damit verbundener Inbesitznahme des väterlichen Obsthofes diese von ihm entdeckte Zufallssämlingssorte anzupflanzen. Er nannte sie ›Finkenwerder Herbstprinz‹.

Das Ganze spielte sich auf Finkenwerder ab, das vor hundert Jahren nicht nur noch eine echte Elbinsel, sondern auch noch zweigeteilt war, und zwar durch eine lange, von Ost nach West entlang des heutigen Landscheidewegs verlaufenden Grenze. Nördlich davon lag das hamburgische Fischer- und Schipperdorf Finkenwerder, südlich davon das lüneburgische (Obst-) Bauerndorf gleichen Namens. Der ›Finkenwerder Herbstprinz‹ entstand im Außendeichsbereich der Finkenwerder Süderelbe, also in der damaligen preußischen Provinz Hannover.

In den frühen neunziger Jahren des zwanzigsten Jahrhunderts pflanzte also Carsten Benitt seine ersten, wahrscheinlich selbst gezogenen Bäume dieser jungen Sorte. In den nächsten Jahrzehnten hört man nicht viel von ihr. Sie wird sich langsam von Finkenwerder ins Umland, vor allem ins westlich angrenzende Alte Land ausgebreitet haben. Eine

Keine gezielte Züchtung, sondern ein Zufallssämling.

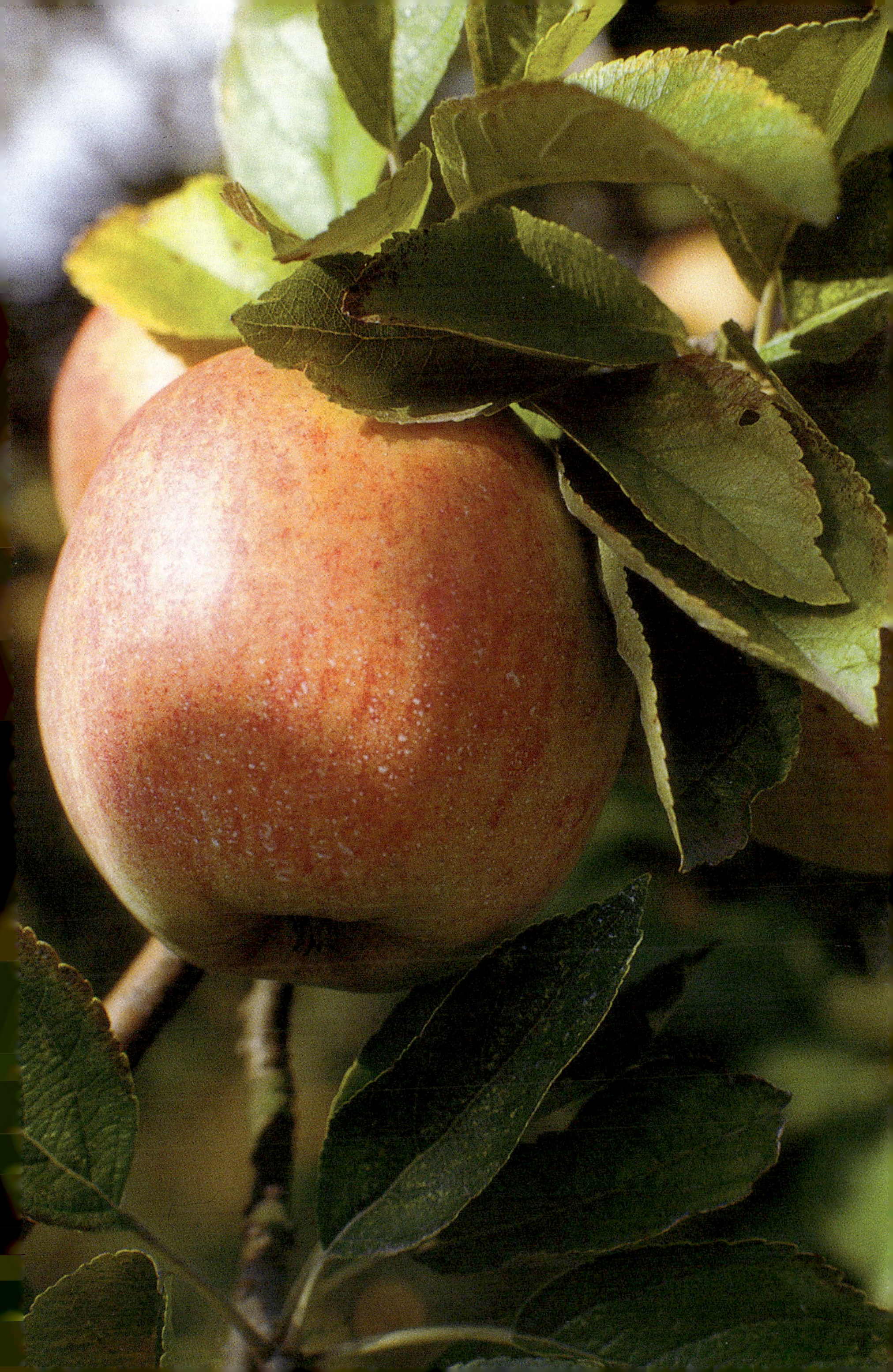

weitere Lokalsorte sprang bei der üppigen Sortenvielfalt jener Zeit nicht weiter ins Auge. Die offiziellen Preislisten des staatlich kontrollierten Obsthandels führen 1941 zum Beispiel für unseren Bereich 190 Apfelsorten namentlich auf. Eine Erntestatistik des Alten Landes von 1939 nennt den ›Finkenwerder Herbstprinzen‹ nach dem ›Schmalzprinzen‹, dem ›Otterndorfer Prinzen‹, dem ›Sommerprinzen‹ bei 62 namentlich genannten Sorten mit 0,4 Prozent Anteil an der Gesamttafelobsternte in den mittleren Rängen, vor dem ›Winterprinzen‹, dem ›Englischen Prinzen‹, dem ›Doppelten Prinzen‹ und dem ›Holländischen Prinzen‹.

Die große Stunde des ›Finkenwerder Herbstprinzen‹ kam erst nach dem Zweiten Weltkrieg. In der sich langsam wieder erholenden Wirtschaft der Nachkriegszeit meinte der Obsthandel erkannt zu haben, was dem Aufschwung und dem Fortschritt im Wege stand: der »Sortenwirrwarr«, und dieser musste »bereinigt« werden. Die schier unüberschaubare Zahl der oft nur lokal bekannten Sorten sollte reduziert werden. Da man damals jedoch noch mit langlebigen Bäumen arbeitete, mochte man den Obstbauern nicht zumuten, die gerade vor 10 oder 20 Jahren erst gepflanzten Apfelbäume schon wieder zu roden. Man empfahl stattdessen umzuveredeln, d. h. man »warf die Krone der Bäume ab« und setzte Reiser einer empfohlenen und bewähr-

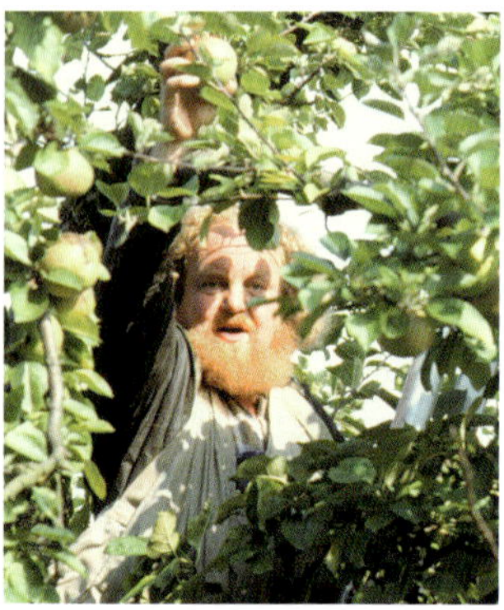

ten neuen Sorte auf die gekappten Leitäste. Die Nummer eins der empfohlenen Sorten zur Umveredlung war der ›Finkenwerder Herbstprinz‹, der sich auch wirklich in dieser Situation hervorragend bewährte und meist schon nach drei Jahren neue Kronen voller Früchte bildete. So profitierte der ›Finkenwerder Herbstprinz‹ paradoxerweise von dem angestrebten Ziel der »Sortenbereinigung«. Allerdings wurde die Sorte offiziell nicht nur zum Umveredeln, sondern bis weit in die Mitte der sechziger Jahre auch für Neuanpflanzungen empfohlen. Man war offensichtlich überzeugt von den inneren und äußeren Qualitäten dieser Sorte sowie von ihrer großen Robustheit und Fruchtbarkeit. Dieses echte »Landeskind« stand Jahre hindurch auf Platz eins der Empfehlungs- und bald auch der Ernteliste.

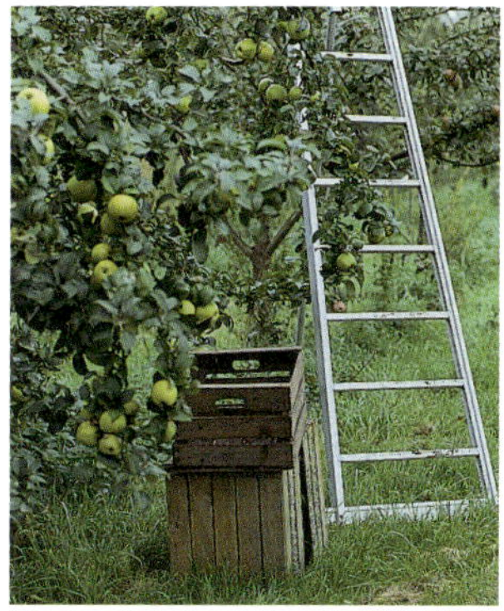

Dann wendete sich das Blatt. Zwei Faktoren sollten dieser einst so beliebten Sorte bald den Garaus machen: die Integration des deutschen Obstmarktes in die neu geschaffene EWG und der Übergang des Obstanbaus zu intensiveren Formen mit immer schwachwüchsigeren Bäumchen. Integration in die EWG bedeutete, dass man sich in der neuen »Sechsergemeinschaft« auf möglichst wenige, überall anbaubare Sorten zu einigen hatte. Für regionale Perlen war da kein Platz mehr. Stattdessen trat der ›Golden Delicious‹ seinen Siegeszug an. Intensivierung des Obstanbaus bedeutete, immer mehr schwach wachsende, aber durch eingesetzte Herbizide sehr ertragreiche Spindelbäumchen auf die verfügbaren Flächen zu zwängen. Wo die bäuerliche Hochstamm-Obstwirtschaft früher 300 Bäume auf dem Hektar stehen hatte, stellte die moderne industrielle Anbauweise bald 3000 und mehr Bäumchen hin.

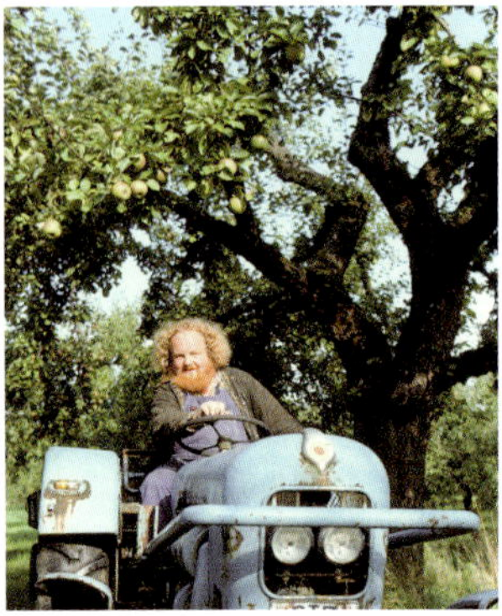

Unser ›Finkenwerder Herbstprinz‹ hingegen mochte diese Form der Intensivierung nicht. Auf schwachwüchsige Unterlagen veredelt, wurden seine Früchte riesig, das Fruchtfleisch war locker und wenig haltbar. Der Prinz streikte, und das brachte ihm das Todesurteil ein. Zunächst wurde sein Anbau nicht mehr empfohlen. Die ausgesetzten Rodungsprämien der siebziger Jahre rafften Hunderte von Hektar an Altbeständen – nicht nur vom ›Finkenwerder Herbstprinz‹ – hinweg. Der Handel degradierte die Sorte vom Tafelapfel zum schlecht bezahlten Wirtschaftsapfel. In den Erntestatistiken taucht er schon seit über fünfzehn Jahren nicht mehr auf.

Niemand weiß, wie viele ›Herbstprinzen‹ es noch gibt. Die »Jorker Obstbauversuchsanstalt« spricht von unerheblichen Restbeständen, die Genossenschaftsbrennerei im Guderhandviertel, die einen Obstbrand aus der Sorte herstellt, sagt, sie habe keine Beschaffungsschwierigkeiten. Die älteren Bio-Betriebe der Niederelbe verfügen noch über beträchtliche Flächen mit ›Finkenwerder Herbstprinzen‹ und ernten im

Der Apfelgarten

Komm gleich nach dem Sonnenuntergange,
Sieh das Abendgrün des Rasengrunds;
Ist es nicht, als hätten wir es lange
Angesammelt und erspart in uns.

Um es jetzt aus Fühlen und Erinnern,
Neuer Hoffnung, halbvergessnem Freun,
Noch vermischt mit Dunkel aus dem Innern,
In Gedanken vor uns hinzustreun.

Unter Bäume wie von Dürer, die
Das Gewicht von hundert Arbeitstagen
In den überfüllten Früchten tragen,
Dienend, voll Geduld, versuchend, wie

Das, was alle Maße übersteigt,
Noch zu heben ist und hinzugeben,
Wenn man willig, durch ein langes Leben
Nur das Eine will und wächst und schweigt.

Rainer Maria Rilke

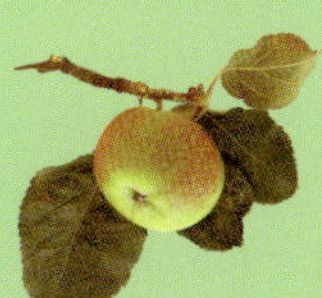

Jahresdurchschnitt wohl noch an die Hundert Tonnen. Vergreisende, ungepflegte Bestände findet man noch im regionalen bäuerlichen Nebenerwerbsobstbau und in Hausgärten. Fast alle Bestände sind älter als dreißig Jahre, Neuanpflanzungen sind sehr selten.

Hier gilt es anzusetzen. Wenn wir nicht wollen, dass diese leckere Tafelobstsorte, überdies auch noch eine fähige Wirtschaftsobstsorte, untergeht, müssen wir dafür sorgen, dass auch neue Bäume der Sorte gepflanzt werden. Natürlich ist es wichtig und richtig, die Sorte für die Hausgärten zu empfehlen. Wenn sie allerdings eine annähernd spürbare wirtschaftliche Rolle spielen soll, müssen auch Erwerbsobstbauern sie wenigstens im begrenzten Maße wieder als Bereicherung ihrer Produktpalette anbauen, zumindest als regionaler Farbtupfer in der Direktvermarktung auf Wochenmärkten und im Straßenverkauf.

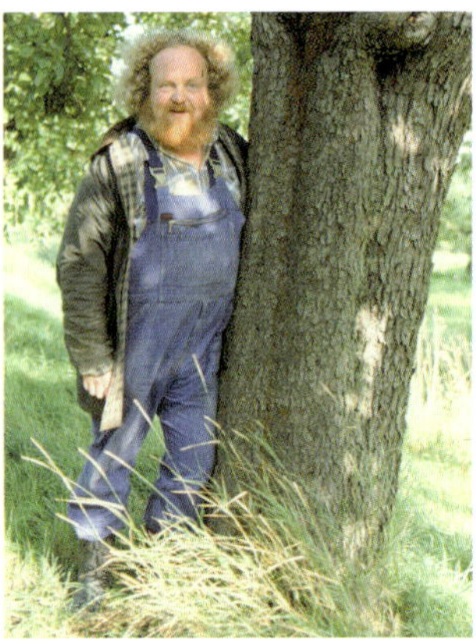

Als Verarbeitungsobst muss sich eine Sorte rentieren, Neuanpflanzungen mit Sorten, die bestenfalls den jämmerlichen Kilopreis hellschaliger Musäpfel erzielen werden, kann man von niemandem verlangen. Hier helfen keine idealistischen Appelle, die schönen, alten Sorten doch zu erhalten. Erwerbsobstbauern müssen von ihrem Obstbau leben. Hier tritt nun auch »Slow Food« auf den Plan. Diese internationale »Vereinigung zur Rettung des Rechts auf Genuss«

hat eine »Arche des Geschmacks« ins Leben gerufen. »Die regionale Esskultur steht in Gefahr auszusterben. Massenprodukte aus aller Welt, obwohl geschmacklich uninteressant und ökologisch unsinnig, verdrängen regionale Spezialitäten«, schreibt Slow Food in einer Erklärung zu ihrem Arche-Projekt. Es drohe eine weltweite »MacDonaldisierung«. »Die Sintflut ist schon da«, sagte der Slow-Food-Vorsitzende Carlo Petrini auf der Grünen Woche in Berlin.

Die Sintflut ist schon da, und die Arche ist noch lange nicht wasserdicht. Slow Food hat mich 1998 zum Ehrenmitglied ernannt und meinen Lieblingsapfel zu einem von bisher drei deutschen Passagieren der internationalen Arche ernannt. Im Lübecker Restaurant »Lachswehr« fand die feierliche Aufnahme im Rahmen eines »Finkenwerder-Essens« statt. Doch damit ist der Untergang des ›Herbstprinzen‹ natürlich noch nicht verhindert, bestenfalls ein wenig aufgehalten. Mit Hilfe von Slow Food bin ich mit guten Obstverarbeitern zusammengekommen, sodass ich jetzt ei-

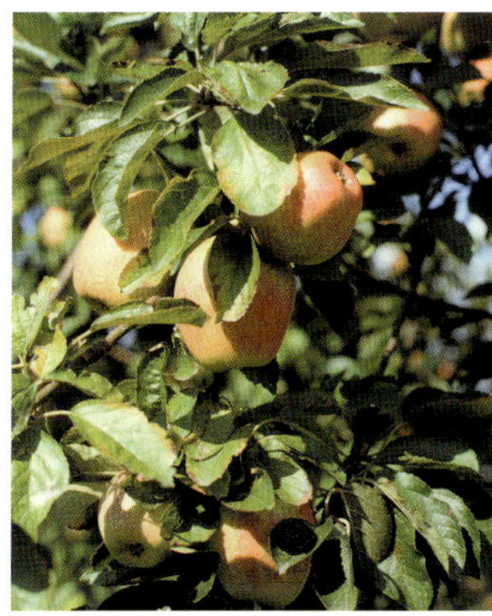

nen schönen Obstbrand, zwei Liköre und einen sortenreinen Apfelsaft vom ›Finkenwerder Herbstprinzen‹ auf den Markt bringen kann. Aber als Tafelapfel hat er immer noch zu kämpfen gegen die mächtige EU-weit nivellierende Sorten-Politik, die keinen Platz für einen kleinen regionalen Prinzen vorsieht. Um dem guten, aber immer noch nicht recht wertgeschätzten Prinzen das (Über-)Leben zu erleichtern, wurde unter dem Dach von Slow Food ein »Förderkreis Finkenwerder Herbstprinz« gegründet, der Freunde dieses Apfels aus den unterschiedlichsten Bereichen zusammenbringen sollte: Obstbauern, Händler und Verarbeiter, Pomologen, Presseleute, Gastronomen, Computerspezialisten u. a. Mit gebündelter Phantasie und spezialisiertem Sachverstand wollten wir den ›Herbstprinzen‹ in das Bewusstsein und auf die Tische unserer Landsleute zurückbringen.

Wir planten die Eröffnung der »Finkenwerder Herbstprinzen-Saison«, schön in Szene gesetzt mit einem historischen Apfelkahn, der die Elbe überquerte und im historischen Hamburger Hafengebiet an der Trostbrücke anlegte, wo man die Fracht schon sehnsüchtig erwartete und freudig begrüßte. Im nahen, historischen Gasthaus wurde am Abend ein Gala-Menü (siehe Rezeptteil) rund um den ›Finkenwerder Herbstprinzen‹ serviert – was der holländischen Königin mit den ersten Matjes recht ist, sollte dem Hamburger Feinschmecker doch erst recht billig sein.

Dieses Ereignis wollten wir alljährlich wiederholen, doch bisher hat sich dieser schöne Apfeltraum leider noch nicht verwirklichen lassen.

»Solch ein Apfel und solch ein klingender Name«, meinte der Chefredakteur einer Hamburger Gartenzeitschrift. »Da muss doch was zu retten sein …!«

Ein klingender Name verpflichtet.

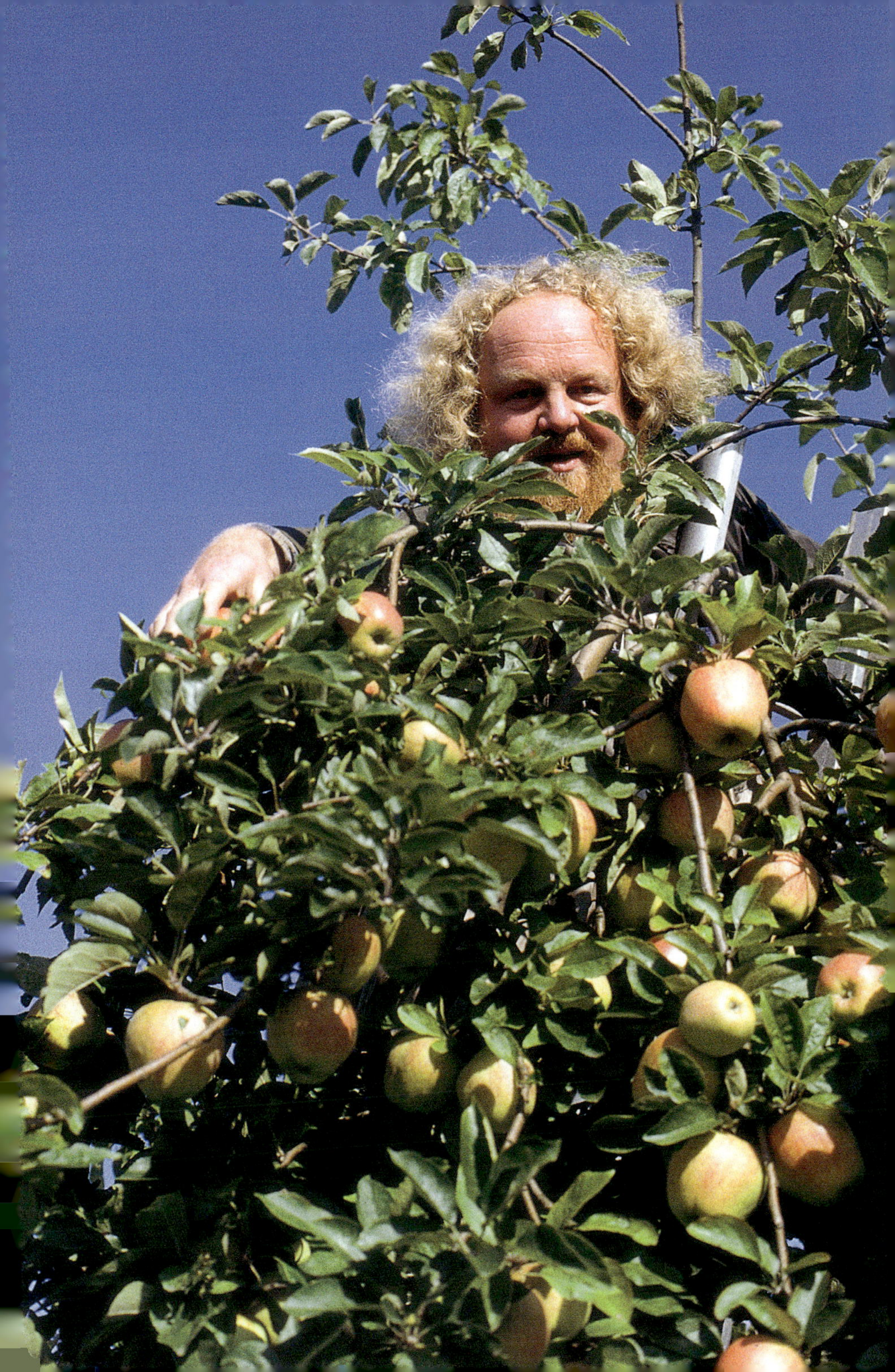

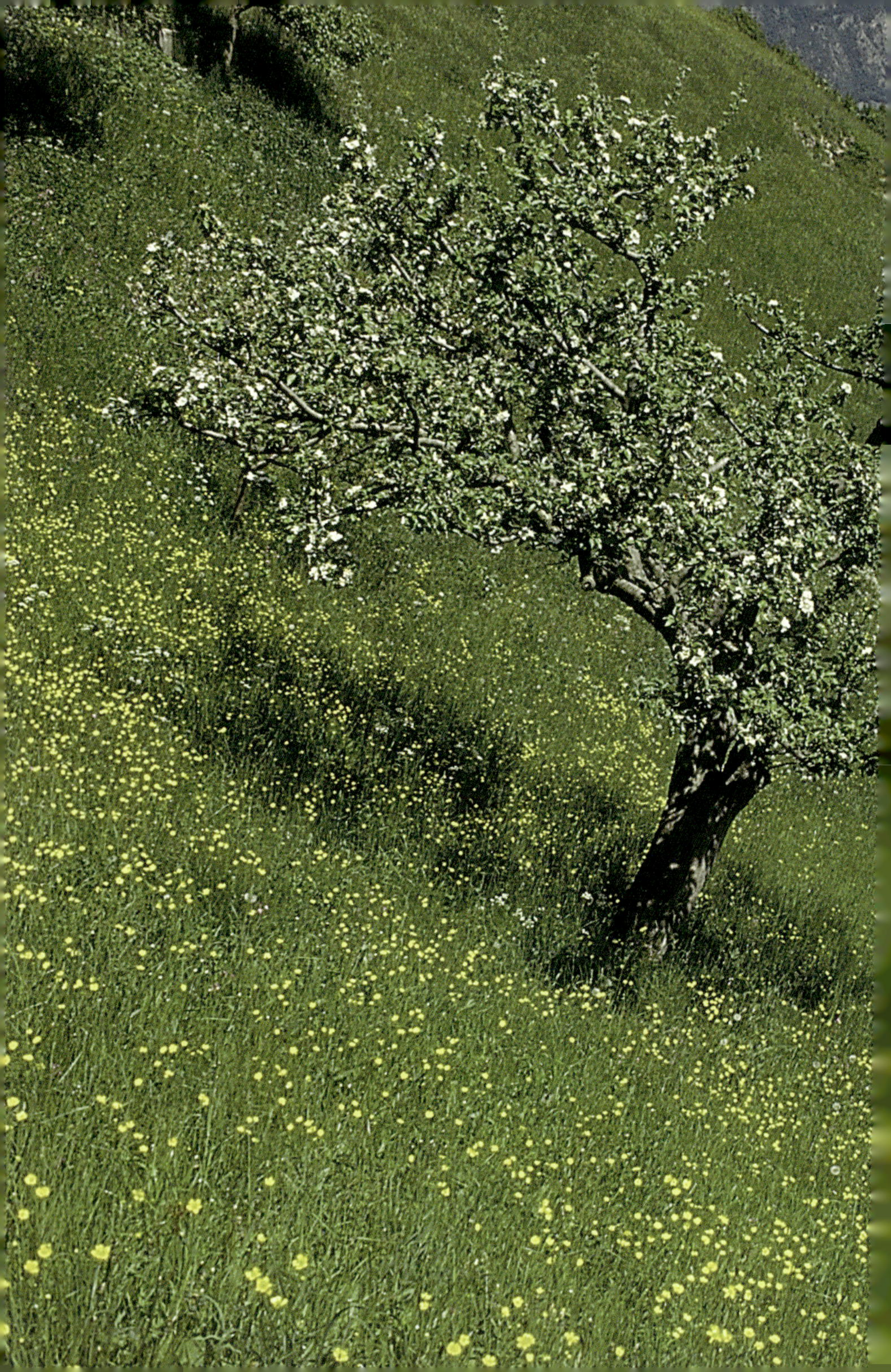

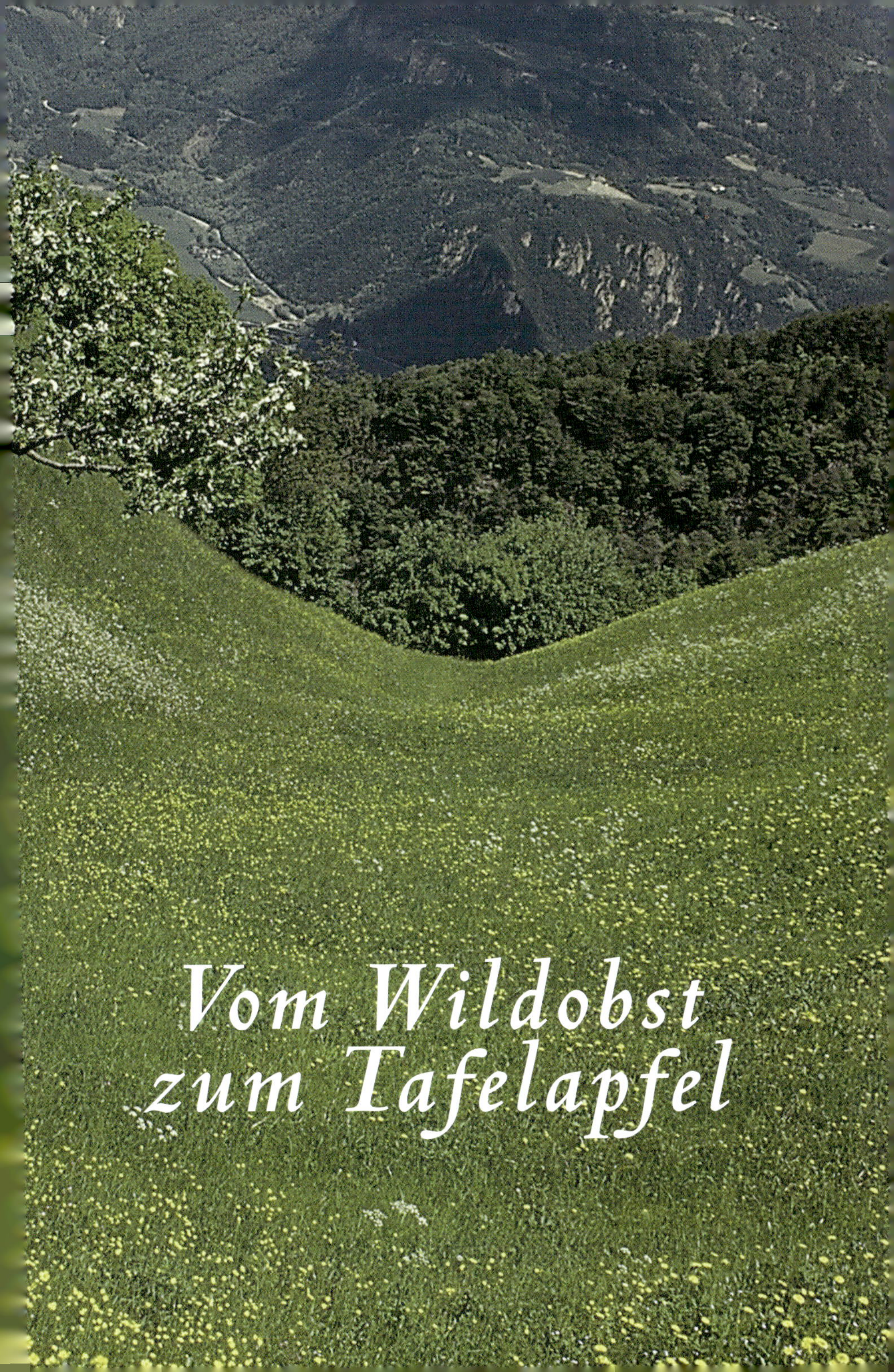
Vom Wildobst
zum Tafelapfel

Die Kultivierung einer begehrten Frucht

Wie lange gibt es schon Äpfel, und wie sahen die frühesten Früchte aus? Diese Fragen richten wir am besten an die Archäologie. Diese Wissenschaft kann die Spur des Urapfels zurückverfolgen bis in die jüngere Steinzeit nach Jericho, einer der ältesten Städte der Welt, sogar bis in die Mittelsteinzeit des 7. Jahrtausends vor Christus. Die Archäologen untersuchten dort verkohlte und gedörrte Reste von Früchten und Kernen, Abdrücke von Kernen auf Keramik, Reste von Apfelholz, wobei sich Letzteres als schwierig erwies, weil sich Apfel- und Birnbaumreste nicht sicher voneinander unterscheiden lassen.

Entstanden sind die Urformen der Wildäpfel jedoch nicht im Mittelmeerraum. Dorthin kamen sie wohl auf frühen Handelswegen von nördlicheren Breiten aus Kaukasien, dem Gebiet zwischen Schwarzem und Kaspischem Meer, wo noch heute zahlreiche Wildäpfel in den Wäldern zu finden sind. Doch die Urheimat der Gattung *Malus* vermutet die Wissenschaft in Südostasien, wo in den südwestchinesischen Bergen heute noch 20 Arten wild vorkommen. Daneben gibt es noch ein kleineres Wildapfelzentrum im mittleren Nordamerika.

Die Urheimat der Gattung *Malus* wird in Südostasien vermutet.

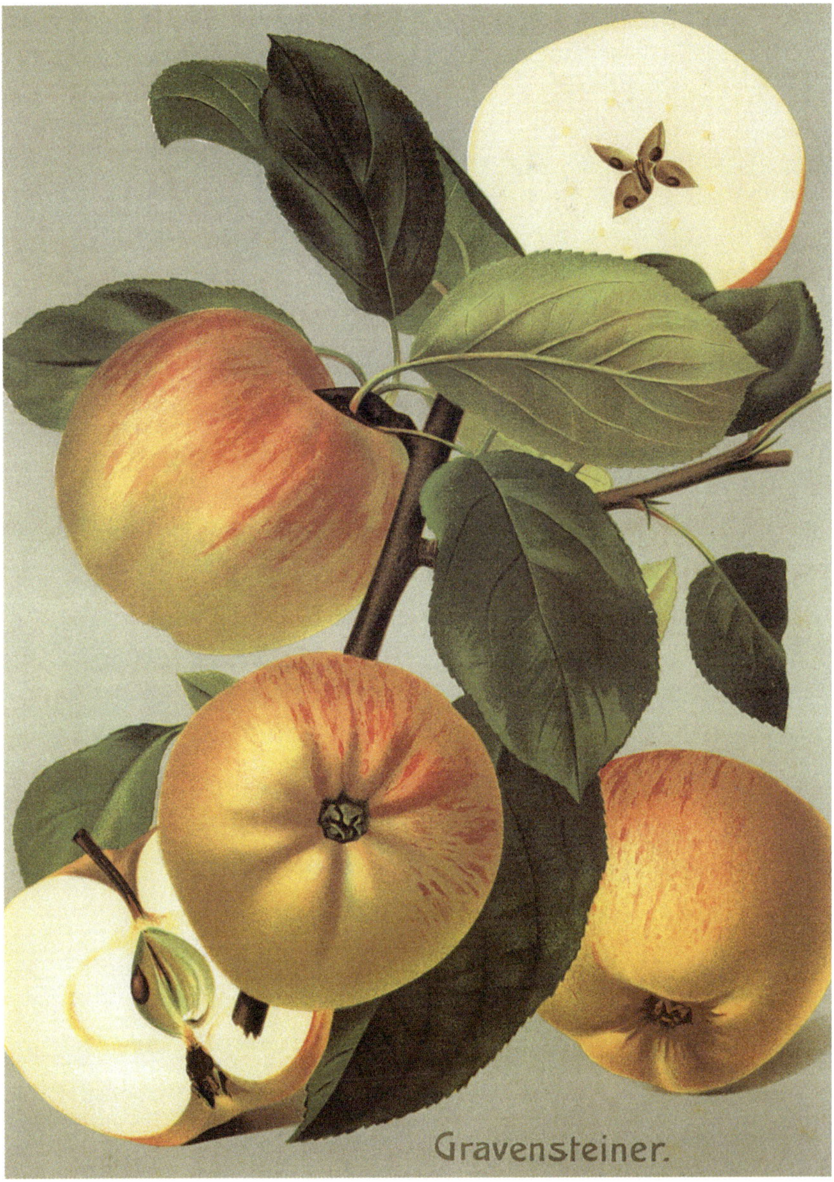
Gravensteiner.

Von Mittelasien aus verbreitete sich der Wildapfel in mehreren Schüben auf unterschiedlichen Wegen nach Norden und Westen. Am weitesten nach Westen gelangte der europäische Wildapfel, *Malus sylvestris,* der mit seinen kleinen, harten, sauer-bitteren Früchten an der Entstehung unseres Kulturapfels jedoch nur in geringem Maße beteiligt war. Der früheste Fund eines Apfels auf deutschem Gebiet wurde neben der Hütte eines Bandkeramikers aus der Jungsteinzeit (ca. 3000 bis 1800 vor Christus) bei Heilbronn-Böckingen entdeckt.

Den wesentlichen Beitrag zur Entstehung unserer heutigen Äpfel lieferten als Ausgangspotential wohl die Äpfel der Gattung *Malus sieversii,* die in den mittelasiatischen Gebirgen in Höhenlagen von 1200 bis 1800 Meter vorkommen. Sie haben bereits eine beträchtliche Bandbreite an modernen Eigenschaften. Fruchtdurchmesser: 1,5 bis 6 Zentimeter, Gewicht: 6 bis 60 Gramm, Form: flachrund bis hoch, Farbe: hellgrün, hellgelb, hellrot, Geschmack: sauer, süß, bitter und alle Übergangsstufen dazwischen.

Der *Malus sieversii* bildet reichlich Wurzelschosser und konnte darum bequem vermehrt werden. Sicherlich hat man sich schon sehr früh Gedanken darüber gemacht, welche Äpfel man vermehren wollte. Der Geschmack war wichtig sowie Größe und Haltbarkeit der Früchte. Durch jahrhundertelanges Selektieren kam man allmählich zu besseren und wertvolleren Früchten. Der Apfel breitete sich entlang der alten Handelswege bis ans Schwarze Meer, nach Afghanistan und Persien aus, weiter von den frühen griechischen Schwarzmeerkolonien bis ins griechische Mutterland.

Aber es war noch immer ein langer, kein eindeutig rekonstruierbarer, geradliniger, sondern verschlungener, oft zufälliger Weg bis hin zu unseren heutigen Tafeläpfeln. Seitdem die Menschen die Kunst des Baumveredelns entwickelt hatten (man weiß nicht genau, wann das war, aber der Grieche Hesiod berichtet im 8. Jahrhundert vor Christus als Erster davon), kam natürlich auch noch anderes genetisches Material zum Zuge, dem der *Malus sieversii* sonst vielleicht nie begegnet wäre: der sibirische *Malus baccata* der der größere *Malus prunifolia* aus China.

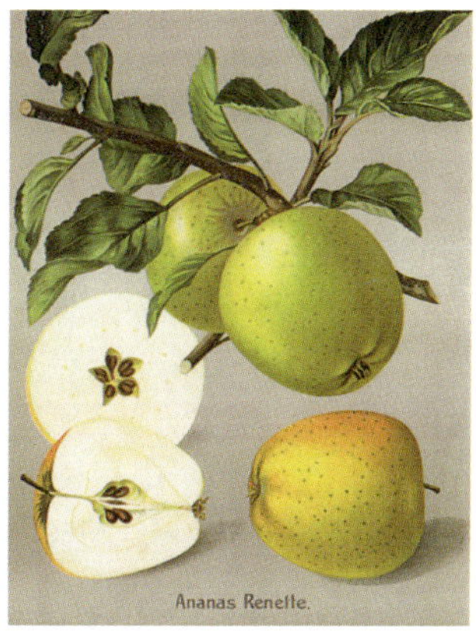

Ananas Renette

Die Kunst des Veredelns war zunächst noch ein recht grobes Verfahren. Man spaltete einen abgesägten dicken Ast mit einem Beil oder kräftigen Messer und klemmte angespitzte Reiser einer guten Apfelsorte im Spalt fest. Doch auch die feinere Art des Veredelns durch Okulation wurde schon bald entwickelt. Dem Obstbau wurden dadurch völlig neue Perspektiven eröffnet. Der Mensch brauchte nicht mehr wie in früheren Zeiten als Sammler durch die Wälder zu streifen, um das aufzulesen, was die Natur einem zufällig anbot, er konnte jetzt Obstbäume in einen geschützten, umfriedeten Garten pflanzen. Kulturobstbau setzt Sesshaftigkeit voraus, muss man doch jahrelang auf den einsetzenden Ertrag der frisch gepflanzten Bäume warten. Auf die Apfelwildlinge aus dem Wald ließen sich die Sorten veredeln, die man kannte und schätzte. Obstbau entwickelte sich zur Gartenkultur. Im 24. Gesang des Odysseus in Homers »Odyssee« blicken Vater und Sohn zurück: »Denn ich begleitete dich als Knab' im Garten; wir gingen unter den Bäumen umher, und du nanntest und zeigtest mir jeden. Dreizehn Bäume mit Birnen und zehn voll rötlicher Äpfel schenktest du mir und vierzig Feigenbäume ...«

Wahre Obstliebhaber in der Antike waren die Römer. Sie liebten ihr Obst so sehr, dass sie mit Pomona eigens eine Obstgöttin verehrten. Plinius Secundus der Ältere, geboren 23 oder 24 nach Christus und im Jahr 79 beim Ausbruch des Vesuvs umgekommen, hat sich in seiner »Naturalis historia« ausführlich mit Äpfeln beschäftigt. Er schreibt von »malorum genera XXX«, von »30 Arten Äpfeln«, darunter Kastraten- und Lungenäpfeln, aber auch von Zitronatzitronen, Pfirsichen und Granatäpfeln. Wie viele der 30 Sorten wir heute zu den Äpfeln zählen würden, bleibt unklar, vielleicht 24 oder auch nur 20.

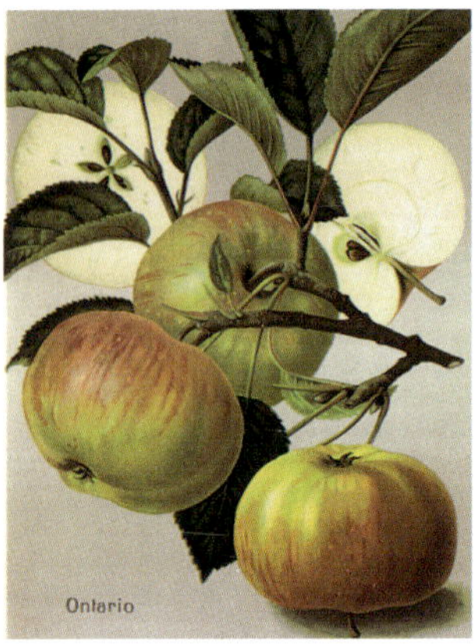

Ontario

Mit dem Aufstieg des römischen Imperiums breitete sich auch der Kulturapfel aus, denn die römischen Truppen nahmen ihre Äpfel überall dorthin mit, wo sie die nächsten Jahrhunderte zu bleiben gedachten. So gelangten ihre Apfelsorten nach Gallien, Britannien und in den römisch besetzten Südwestteil Germaniens.

Der Untergang des römischen Weltreichs in den Stürmen der Völkerwanderung im späten 4. und frühen 5. Jahrhundert nach Christus bedeutete für die europäische Obstkultur einen dramatischen Rückschlag. Viele der süßen römischen Tafelapfelsorten gingen wahrscheinlich in den verwilderten und den »Barbaren« überlassenen Obstgärten zu Grunde. Übrig blieben die robusteren, sauren und weniger pflegebedürftigen Sorten. Dennoch bedeutete dies nicht das Ende der Obstkultur, denn sie hatte neue Beschützer und Förderer gefunden: die Klöster.

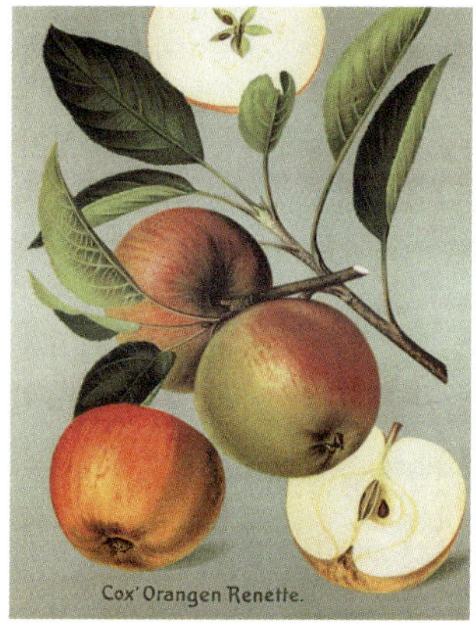

Cox' Orange Renette

Als einer der wichtigsten frühen Förderer des Obstbaus gilt Benedikt von Nursia, der im Jahre 529 den Benediktineroden gründete. Er empfahl, Obst in den Klostergärten anzubauen, damit man etwas zum Nachtisch habe. Auch der Zisterzienserorden machte sich um den Erhalt und die Weiterentwicklung des Obstbaus verdient, züchtete neue Sorten und verbesserte die Anbautechniken.

Dass die Obstkultur im Mittelalter eine gewisse wirtschaftliche Bedeutung besaß, belegt auch das wahrscheinlich um 794 oder 795 verfasste, Karl dem Großen zugeschriebene »Capitulare de villis vel curtibus«, das das wirtschaftliche Leben auf den königlichen Gütern regeln sollte. Es enthält detaillierte Anweisungen zur Kultur bestimmter Pflanzen, unter ihnen auch Obstbäume. Die Sorten werden zum Teil sogar namentlich aufgeführt: »›Gozmaringer‹, ›Geroldinger‹, ›Crevedeller‹, ›Spirauker‹ ... süße, säuerliche ... alle Daueräpfel und solche, die rasch gegessen werden müssen, die Frühreifen ...«

Auch wenn die Klöster sich teilweise um die Weiterentwicklung der Obstkultur bemühten und die Zisterzienser zum Beispiel die ›Graue Renette‹ aus dem französischen Stammgebiet des Ordens zunächst nach Altencampen und von dort über Walkenried am südlichen Rande des Harzes ins schlesische Leubus verpflanzten, so blieb doch die Einstellung der Menschen im Mittelalter dem Apfel gegenüber unklar.

Das hatte vermutlich mehrere Ursachen: Eine davon war im christlichen Mittelalter in der biblischen Überlieferung zu suchen: der Apfel als corpus delicti des Sündenfalls. Denn im europäischen Mittelalter war aus der biblischen »Frucht« eindeutig ein »Apfel« geworden.

Eine weiterer Grund lag in der Beurteilung des Apfels durch die mittelalterliche Medizin. Zwar schrieb man dem Apfel – nicht zu Unrecht – allerlei heilkräftige Wirkungen zu. Aber wie bei jeder Medizin sollte auch der rohe Apfel nur vorsichtig und in Maßen genossen werden. Das war damals auch nicht schwer, denn die Mehrzahl der damaligen Apfelsorten dürfte für unsern Geschmack noch reichlich sauer und gerbstoffhaltig gewesen sein. So landete der größte Teil der Obsternte in der Obstpresse für die Obstweinbereitung. Ein weiterer Teil wurde gedörrt und im Winter als Backobst verzehrt.

Der Prinzenapfel

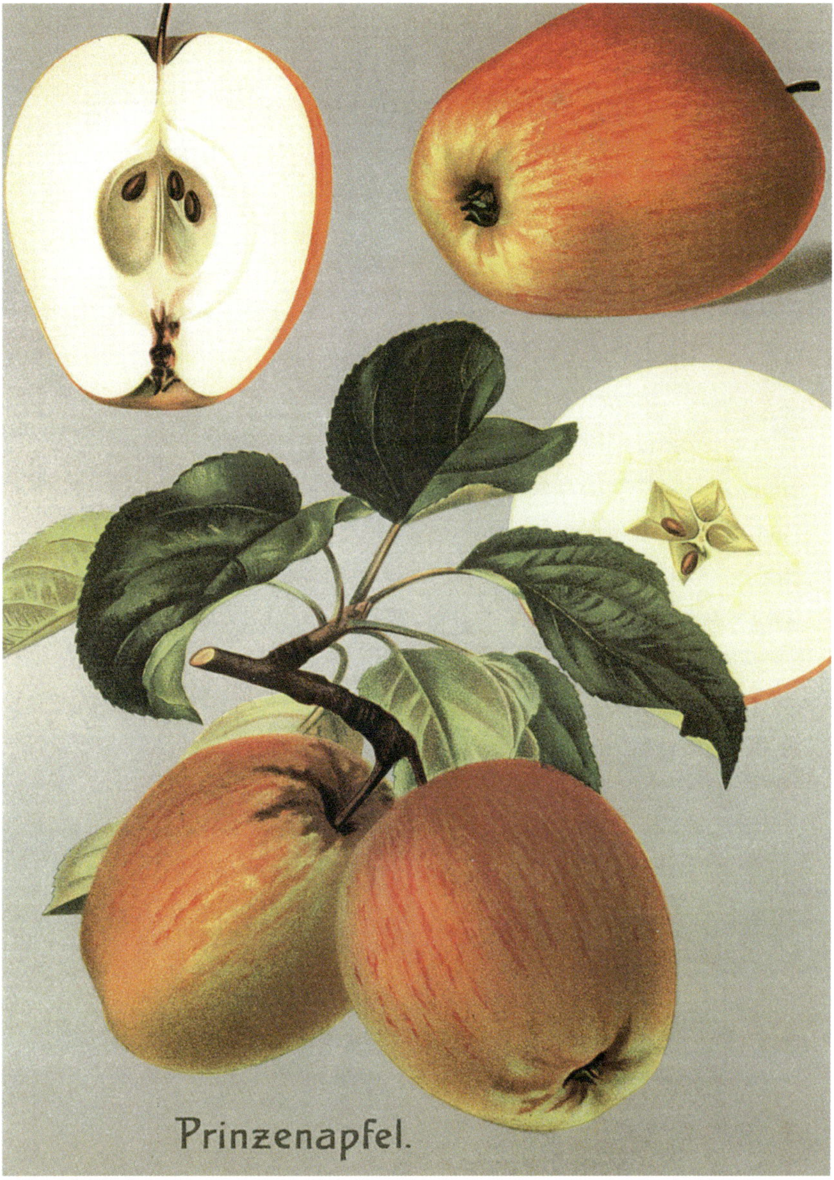
Prinzenapfel.

Aus mittelalterlichen Klöstern sind uns eine Reihe meist lateinisch verfasster Handschriften erhalten, die sich mit dem Thema Obstbau befassen, unter anderem mit Veredlungstechniken (»Pelzkunst«), dem Pflanzen der Bäume, der Schädlingsbekämpfung und mit Baumkrankheiten. Darüber hinaus verraten die Gärtner des Mittelalters mancherlei »Kunststücke« wie »Apfel auf Erle veredelt gibt rote Äpfel« oder »beim Pfropfen das Reis in Hechtblut getaucht, die Früchte sind dann rot«.

Eine anonyme Obstbau-Lehrschrift aus dem 14. und 15. Jahrhundert, überliefert in vier verschiedenen Handschriften unter anderem aus Minden, Tegernsee und Breslau, nennt auch wieder Apfelsorten mit Namen: ›Syboldinger‹, die weit verbreitet aber klein seien, ›Gronlinge‹ und ›Suringe‹, ebenfalls klein und in Westfalen verbreitet, ›Godehardeke‹ und ›Sudehardeke‹ und die schönen, haltbaren und saftigen ›Netelinger‹ im Bistum Minden. In Sachsen gab es noch ›Merlinger‹ und in Schwerin ›Pansebergher‹.

Auch in anderen Teilen Europas nimmt vom Hochmittelalter an das Interesse am Obstbau zu. In Frankreich werden im 13. Jahrhundert schon 32 verschiedene Apfelsorten erwähnt: begehrte Marktsorten, wie der scharlachfarbene ›Rouviau‹, der blassgelbe ›Blanc-Duriau‹ oder ›Blandurel‹, der ›Capendu‹ in Paris, wahrscheinlich identisch mit dem ›Court Pendu Gris‹, dem ›Königlichen Kurzstiel‹ in Rouen oder dem ›Goldenen Paradiesapfel‹ in der Normandie. Valerius Cordus nennt um die Mitte des 16. Jahrhunderts 31 verschiedene Apfelsorten in Hessen und Sachsen. Jean Bauhin, der be-

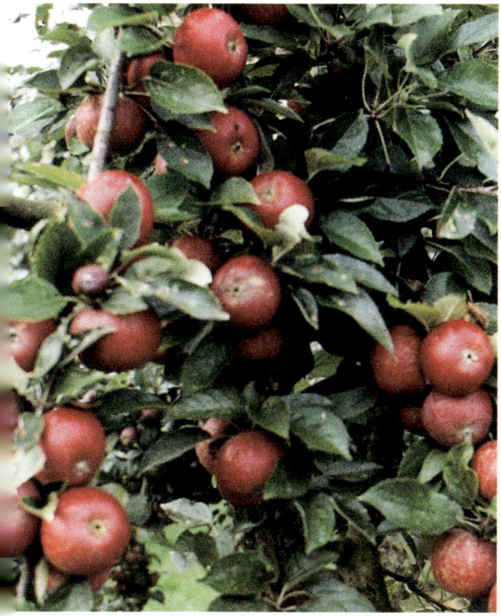

Purpurroter Cousinot

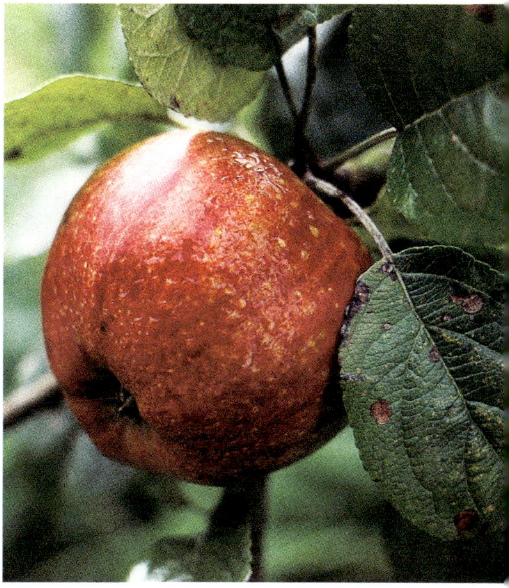

Altländer Pfannkuchen

rühmte französische Bäderarzt des Herzogs von Württemberg, beschrieb um 1598 sechzig verschiedene Apfelsorten.

Mit dem Beginn der Renaissance verschwindet allmählich auch der mittelalterliche Vorbehalt gegen das Verzehren frischer Früchte. Von Italien ausgehend setzt eine wahre Erneuerung der Obstkultur in Europa ein. Die Hochschätzung frischen Obstes in der Antike wird wiederentdeckt, die Italiener behaupten sogar, die besten der alten römischen Apfelsorten hätten bei ihnen überlebt. Dieser Obstenthusiasmus greift von Frankreich aus auf die Niederlande und England über, auch in Deutschland kommt feines Obst an Fürstenhöfen und in den begüterten Kreisen des Bürgertums bald in Mode.

Der Dreißigjährige Krieg mit seinen nicht enden wollenden Barbareien macht dieser Obstkultur in Mitteleuropa ein Ende. Noch viele Jahrzehnte waren nach dem Ende dieses verheerenden Krieges nötig, bis sich das verwüstete und durch Kleinstaaterei zu politischer Machtlosigkeit verdammte Deutschland allmählich an die wirtschaftliche und kulturelle Entwicklung seiner westlichen Nachbarn anschließen konnte. Noch um 1800 klagt der bekannte Pfarrer J. L. Christ, der in Kronberg am Taunus pomologische Studien und eine große Baumschule betrieb, dass es in Deutschland immer noch nötig und üblich sei, Obstsorten und Obstbäume aus dem florierenden Frankreich zu importieren. In Frankreich blühte die Obstbaumzucht spätestens seit der Herrschaft des Sonnenkönigs Ludwig XIV., und auch die Niederlande wurden nach dem siegreichen Abschluss ihres Unabhängigkeitskrieges ein Obstbauzentrum ersten Ranges. Hier schrieb um 1740 der aus Hessen zugewanderte Johann Hermann Knoop seine »Pomologie of Kennisse der Vruchten en bezonder van de Appels en Peeren«, ein reichhaltiges, illustriertes Werk, das 1768 auch in deutscher Übersetzung erschien. Die Sortenbeschreibungen und -illustrationen gefielen noch Jahrzehnte später so gut, dass Johann Caspar Schiller (Vater von Friedrich Schiller), Major i. R. und Betreiber der Baumschule auf der herzoglich-württembergischen Solitude, in den neunziger Jahren des 18. Jahrhunderts in seinem zweiten Teil der »Baumzucht im Großen« Knoops Sortenbeschreibungen und -darstellungen der Früchte bis auf den letzten Schorffleck genau abkupfern ließ. Der Text ist

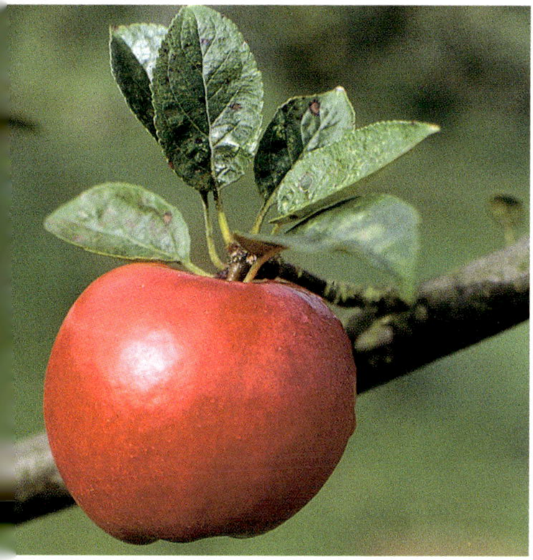

Knebusch

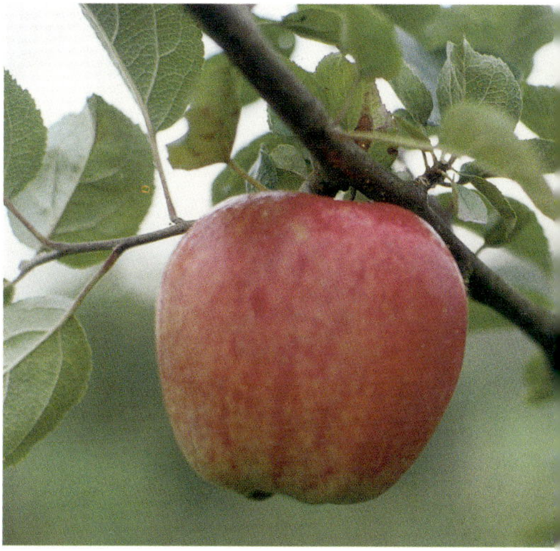

Doppelter Winterprinz

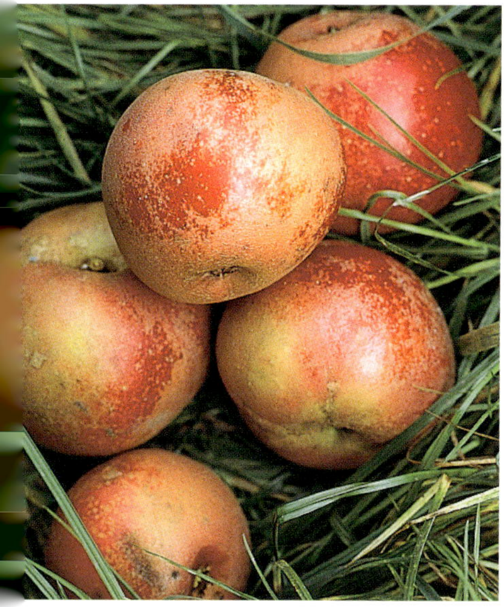

Rotfranch

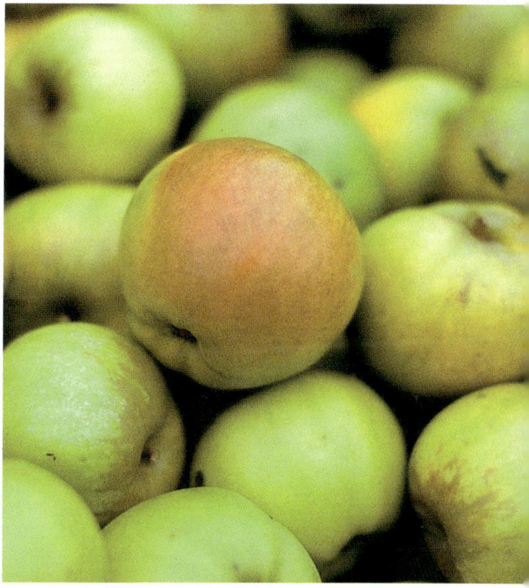

Seestermüher Zitronenapfel

wortwörtlich übertragen bis hin zu Absurditäten wie »ob diese Sorte noch andere holländische Namen hat, weiß ich nicht ...«. Der eigentliche Urheber dieses Teils des Schillerschen Werkes, Johann Hermann Knoop, wurde weder von Schiller selbst, noch von den Herausgebern des Reprints 1993 mit einem Sterbenswörtchen erwähnt.

Der eigentliche Aufschwung des Obstbaus und der ihm verbundenen Wissenschaft der Pomologie beginnen in Deutschland erst im 19. Jahrhundert, nachdem J. V. Sickler (1742–1820) und A. F. A. Diel (1756–1839) die wesentlichen Grundlagen für eine naturwissenschaftlich betriebene Pomologie gelegt hatten.

Der 1859 in Berlin gegründete »Deutsche Pomologenverein« machte sich an ein umfassendes Sammeln und Beschreiben aller in Deutschland vorhandenen Obstsorten. So entstand unter der Leitung von Medizinalassessor F. Jahn, des Garteninspektors E. Lucas und des Superintendenten J. G. C. Oberdieck das am Ende 10 Bände umfassende »Illustrierte Handbuch der Obstkunde«, das noch heute von unschätzbarem Wert bei der Bestimmung alter Obstsorten ist.

Die Pomologie versuchte sich im wissenschaftsbesessenen 19. Jahrhundert zu einer anerkannten naturwissenschaftlichen Disziplin zu mausern. Grundlage dafür war ein strikt wissenschaftliches System zur Klassifizierung aller Obstsorten, das logisch einleuchtend und von jedermann nachvollziehbar und überprüfbar war. E. Lucas teilte die Äpfel zum Beispiel in ein System von 15 Klassen ein: Calvillen, Schlotteräpfel, Gulderlinge, Rosenäpfel, Taubenäpfel, Pfundäpfel,

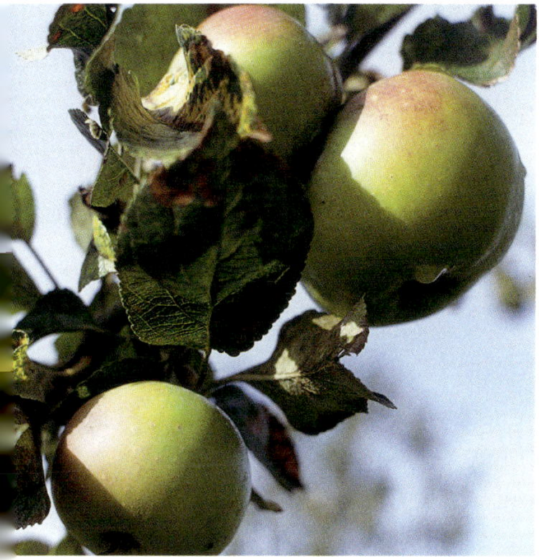

Ontario

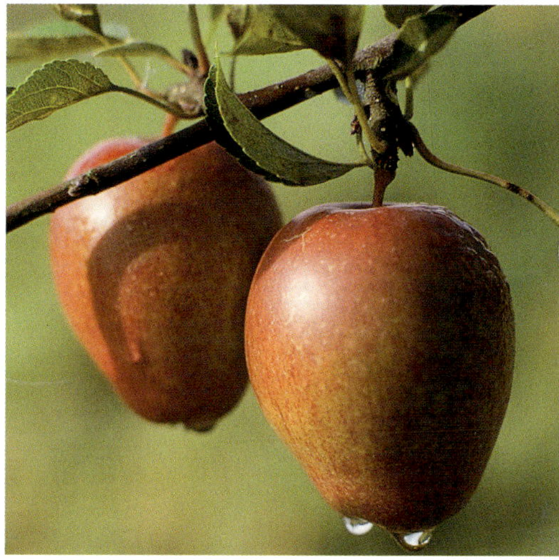

Winterpison

Rambour-Reinetten, Einfarbige- oder Wachsreinetten, Borsdorfer Reinetten, Rote Reinetten, Graue Reinetten, Gold-Reinetten, Streiflinge, Spitzäpfel und Plattäpfel.

Die Crux mit diesem streng naturwissenschaftlichen System war, dass die Natur sich nicht an das von ihr angeblich abgeschaute System zu halten gedachte. Jeder trieb es mit jedem, Calville mit Rosenäpfeln, Reinetten mit Schlotteräpfeln usw. Was waren dann aber die so erzeugten Sprösslinge – calvillartige Rosenäpfel und schlotternde Reinetten? Schon bald wollte nichts mehr so recht passen, und das schöne System schien mehr aus Ausnahmen denn aus Regelfällen zu bestehen. Spätere Pomologengenerationen legten es klammheimlich ad acta. Heute findet man die pomologischen Klassennamen noch in den Eigennamen manch alter Sorte wieder.

Pomologen und die Wissenschaft

Ob nun mit System oder ohne – das 19. Jahrhundert wurde zum goldenen Zeitalter der Pomologie. Tausende von Sorten wurden entdeckt, beschrieben und angepflanzt sowie auf Ausstellungen dargeboten. Die echten alten Obstexperten wie der über achtzigjährige Superintendent Oberdieck aus Hannover, verfügten über ein detailliertes Sortenwissen, von dem unsere heutigen Pomologen nur träumen können. Dennoch kann von einer kompletten Erfassung der Obstsorten Deutschlands auch in dieser Zeit nicht die Rede sein. Ganze Regionen wie zum Beispiel das jahrhundertealte Obstbaugebiet des Alten Landes bei Hamburg wurden mit ihrer gewaltigen Fülle an Regionalsorten fast gänzlich übergangen.

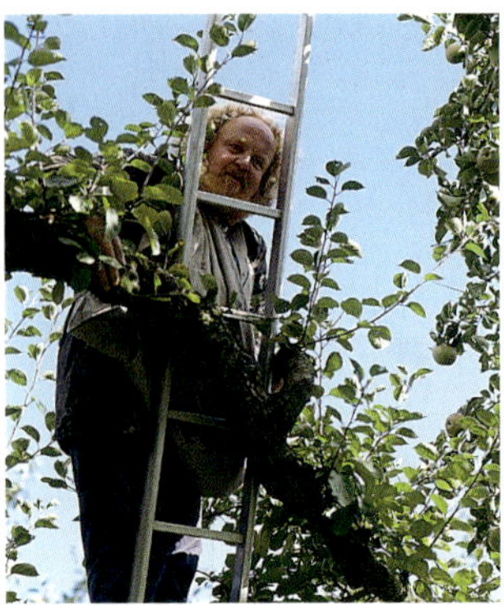

Grund dafür scheint zu sein, dass der damalige Pomologenverein wohl ein dichtes Netz von Informanten im ganzen Lande besaß – Obstfreunde aus den gebildeten Kreisen des gehobenen Bürgertums, des Adels und des Militärs, Doctores und Majores, das aber die Praktiker des damals auch schon existierenden und zunehmend an Bedeutung gewinnenden Erwerbsobstbaus nicht unbedingt erreichte. Auf der einen Seite standen die gebildeten Pomologen, die sich ausgiebig über die Klassifizierung einer neu entdeckten Obstsorte streiten konnten, auf der andern Seite die handfesten Praktiker, die von ihrem Obstbau leben mussten und für derartige akademische Diskurse wenig übrig hatten. Deutlich wird diese Kluft, wenn man in den Protokollen des Hannover Pomologenvereins von 1867 blättert. Da tritt eine Delegation des Alten Landes, bestehend aus einem Amtsassessor und einem Ortsvorsteher, bei der Generalversammlung des Pomologenvereins auf mit der Bitte, der Verein möge den Wunsch der Altländer Obstbauern nach besserer Aus- und Fortbildung der Obstbaupraktiker in den Elbmarschen öffentlich unterstützen. Es kommt zu keinem echten Gespräch. Die Pomologen wähnen sich im Besitz aller obstbaulicher Weisheit und behandeln die Praktiker anmaßend und hochnäsig: Man solle ihnen doch ein paar junge, lernfähige Obstbauern vorbeischicken, denen werde man dann beibringen, wie Obstbau funktioniere und welche die richtigen Sorten eines modernen Obstbaus seien. Auf den Einwand des Ortsvorstehers, die im Südteil des Landes bewährten Obstsorten könnten vielleicht an der Küste mit ihren besonderen Boden- und Klimaverhältnissen versagen,

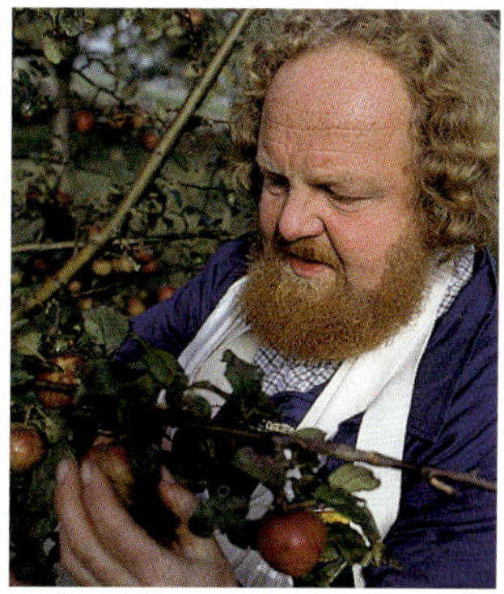

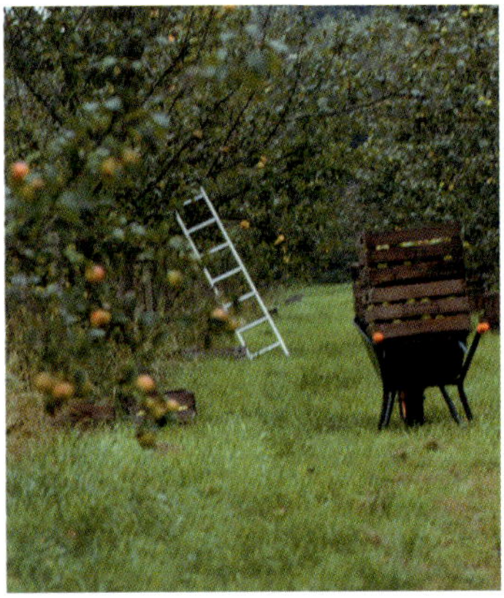

geht niemand weiter ein. Interessant ist eine Beschreibung der damaligen Obsthöfe an der Niederelbe, die der Amtsassessor Zimmler nebenher liefert: »Die Bäume sind schlank aufgeschossen und haben ärmliche Kronen, darunter stehen andere verkrüppelt. Die hohen Bäume aber tragen wenige Früchte, von denen wir einen Teil trotz Leitern von fünfzig Fuß Höhe nicht herunterbekommen können, und alle Jahr purzelt ein halb Dutzend niedlicher Altländerinnen herunter, das kann man ja gar nicht verantworten …«

Wie viele Apfelsorten es in Deutschland gegeben hat und wie viele es heute noch gibt, vermag niemand genau zu sagen. Waren es 2000, 5000 oder – alle Lokalsorten mitgezählt – an die 10 000 wie H. Keipert von der Landwirtschaftskammer Rheinland vermutet? Pomologisch erfasst und beschrieben sind wohl etwa 4000 Sorten, aber schätzungsweise gibt es noch einige weitere Tausend Regional- und Lokalsorten.

»Wozu brauchen wir so viele Sorten«, fragen selbst Mitglieder des Pomologenvereins. Wir sollten diese Vielfalt besser als einen Schatz begreifen, eine gewaltige genetische Ressource, die wir später, wenn unsere hochgezüchteten, modernen Sorten einmal nicht mehr fruchten sollten, vielleicht noch bitter nötig haben könnten. Wir wissen doch heute noch gar nicht, welches Material die Züchtung in 50 Jahren benötigen

Apfelsprüche

von Karl Simrock

Der Apfel fällt nicht weit vom Stamm.

Ein fauler Apfel steckt hundert an.

Ein fauler Apfel macht zehn.

Ein Apfel, der runzelt, fault nicht bald.

Ei, beim Blitz! Das ist ein süßer Apfelschnitz!

Der Apfel schmeckt süß, um den man die Wache betrügt.

Es sind süße Äpfel, welche der Hüter übersieht.

Wer in einen sauern Apfel gebissen hat,
dem schmeckt der süße desto besser.

Schöne Äpfel sind auch wohl sauer.

Der Apfel sieht rot, doch sitzt ein Wurm darin.

Ist in schönem Apfel kein Wurm,
so wäre doch gern einer drin.

Der Baum trägt sich selbst keine Äpfel.

Wer sonst nichts hat, der gibt Äpfel und Birn.

Wenn Äpfel und Nüsse kommen, soll man schäkern.

Man muss sich nicht Äpfel für Zitronen verkaufen lassen.

Der Baum genießt seine Äpfel nicht.

Es fällt kein Süßapfel von einem Sauerapfelbaum.

wird. In diesen ursprünglichen Sorten schlummert eine unendliche Vielzahl von Eigenschaften. Diese Sorten sind »das Spielbein der Evolution, unsere Versicherung für morgen«, sagt Anja Oetmann vom Informationszentrum für genetische Ressourcen beim Bundeslandwirtschaftsministerium.

»Unsere einzige Aufgabe auf Erden besteht darin, alle Formen des Lebens zu erhalten und an die folgenden Generationen weiterzugeben«, sagt Ludo Royen, Vorsitzender der belgischen »Nationale Boomgaarden Stichting«. Er propagiert eine »collectie om de collectie«, eine Sammlung der alten Obstsorten um ihrer selbst willen. Sortieren könne man auch später noch, zunächst einmal müsse erhalten und gerettet werden, was noch zu retten sei.

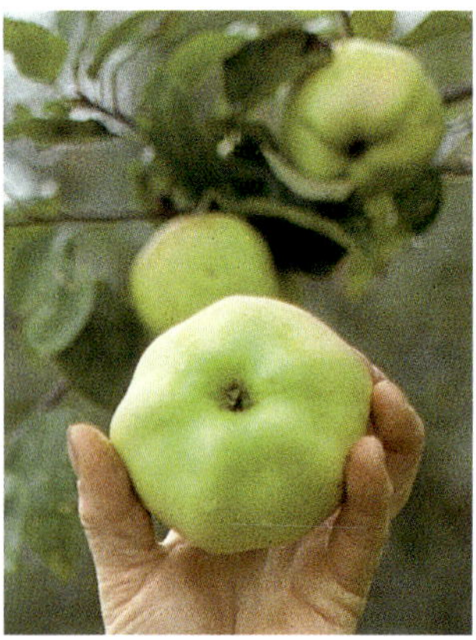

Nach welchen Kriterien wollen wir denn sortieren? Natürlich spricht nichts dagegen, Sortenlisten für Apfelanpflanzungen in Hausgärten in unterschiedlichen Regionen zu erstellen. Aber haben wir denn ein Recht, die hier nicht zu berücksichtigenden Sorten einfach untergehen zu lassen? Sie haben ja vielleicht ganz andere Qualitäten, mit denen ein Hausgärtner nichts anzufangen weiß. Viele der alten Sorten gehören zum kulturellen Erbe bestimmter Regionen. Dort haben Menschen über Generationen mit diesen Sorten gearbeitet, sie spielten eine Rolle in Brauchtum und Küche.

Von der überbordenden Sortenvielfalt des 19. Jahrhunderts hat sich noch vieles bis in die Mitte des 20. Jahrhunderts herübergerettet. Eine Erntestatistik des Alten Landes aus dem Jahre 1939 nennt zum Beispiel 62 Apfelsorten namentlich – diese machen aber erst gut die Hälfte der gesamten Apfelernte aus. Die offizielle Sortenliste für den norddeutschen Obsthandel im Jahre 1941/42, die alle gängigen Apfelsorten in Preisklassen I–V einordnete, enthält 190 Apfelsorten. Aber auch das ist längst nicht alles, was es an Sorten an der Niederelbe gab. Ich selbst habe noch Hunderte weiterer Apfelsorten gesammelt, Sorten mit und ohne Namen, die im offiziellen Handel keine Rolle gespielt haben, aber doch in kleinräumigen Bereichen von Wichtigkeit waren, manchmal nur im Bereich eines Kirchspiels, manchmal nur in einzelnen Dörfern, manchmal nur in einer Nachbarschaft. Schöne Sorten darunter, auch merkwürdige und schräge, für die man aber eine bestimmte Verwendung hatte. Die meisten waren bestens an ihre jeweiligen Standort- und Klimaverhältnisse angepasst – waren sie's nicht, gingen sie bald wieder unter, weil ihnen noch keine Krücken eines sogenannten Pflanzenschutzes zur Hilfe kamen.

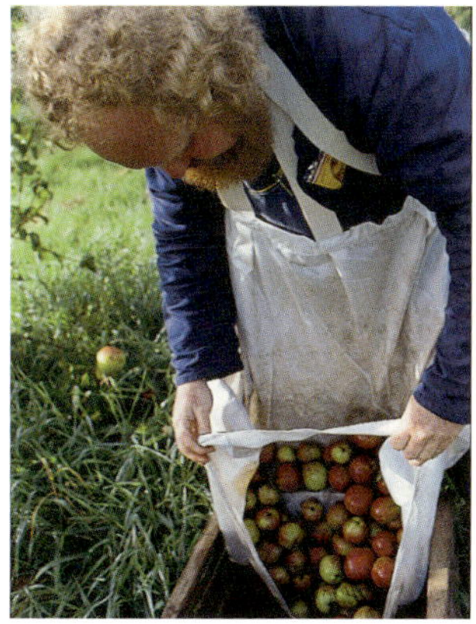

Nach dem Zweiten Weltkrieg wurde die »Sortenvielfalt« zum »Sortenwirrwarr« ernannt, den es zu beseitigen galt. Vor allem der Handel fand den Umgang mit so vielen Sorten zunehmend lästig. Man subventionierte nur noch Anpflanzungen weniger ausgewählter Sorten – meist recht fruchtbare Sorten, aber meist auch sehr empfindliche, die ohne massiven Einsatz von Spritzmitteln nicht zurechtkamen (Paradebeispiel: ›Golden Delicious‹). Subventioniert wurde die Beseitigung alter Hochstamm-Obsthöfe, die natürlich auch Träger der alten Sortenvielfalt waren. So gelang durch massive staatliche Eingriffe binnen weniger Jahre die angestrebte »Sortenbereinigung«. Reste der alten Vielfalt sind heute nur noch auf meist überalterten Streuobstwiesen, in alten Hausgärten und vereinzelt an Wegrändern zu finden. Um wenigstens diese Reste zu erhalten und hier gegenzusteuern, hat sich 1991 in Deutschland wieder ein Pomologenverein etabliert. Auch in den Nachbarländern ist man sich längst des Wertes der alten Sorten bewusst geworden und gründete Vereinigungen zur Pflege und Erhaltung der alten Sorten. Es gibt wieder Baumschulen, die alte Obstsorten vermehren, und Gastronomen bringen die Obstgerichte – oft auch aus regionalen oder alten Sorten – wieder in stärkerem Maße auf den Tisch.

Viele Sorten sind unwiederbringlich verloren gegangen, viele wurden aber auch gerettet, manchmal im letzten Moment. Vieles steht, auf jungen Füßen veredelt, wieder auf neu angelegten Streuobstwiesen oder in Hausgärten. Wenn die Pflege dieser Bäume gesichert ist – aber auch nur dann – sind diese Sorten fürs Erste einmal erhalten.

Viele der alten Sorten gehören zum kulturellen Erbe ganzer Regionen.

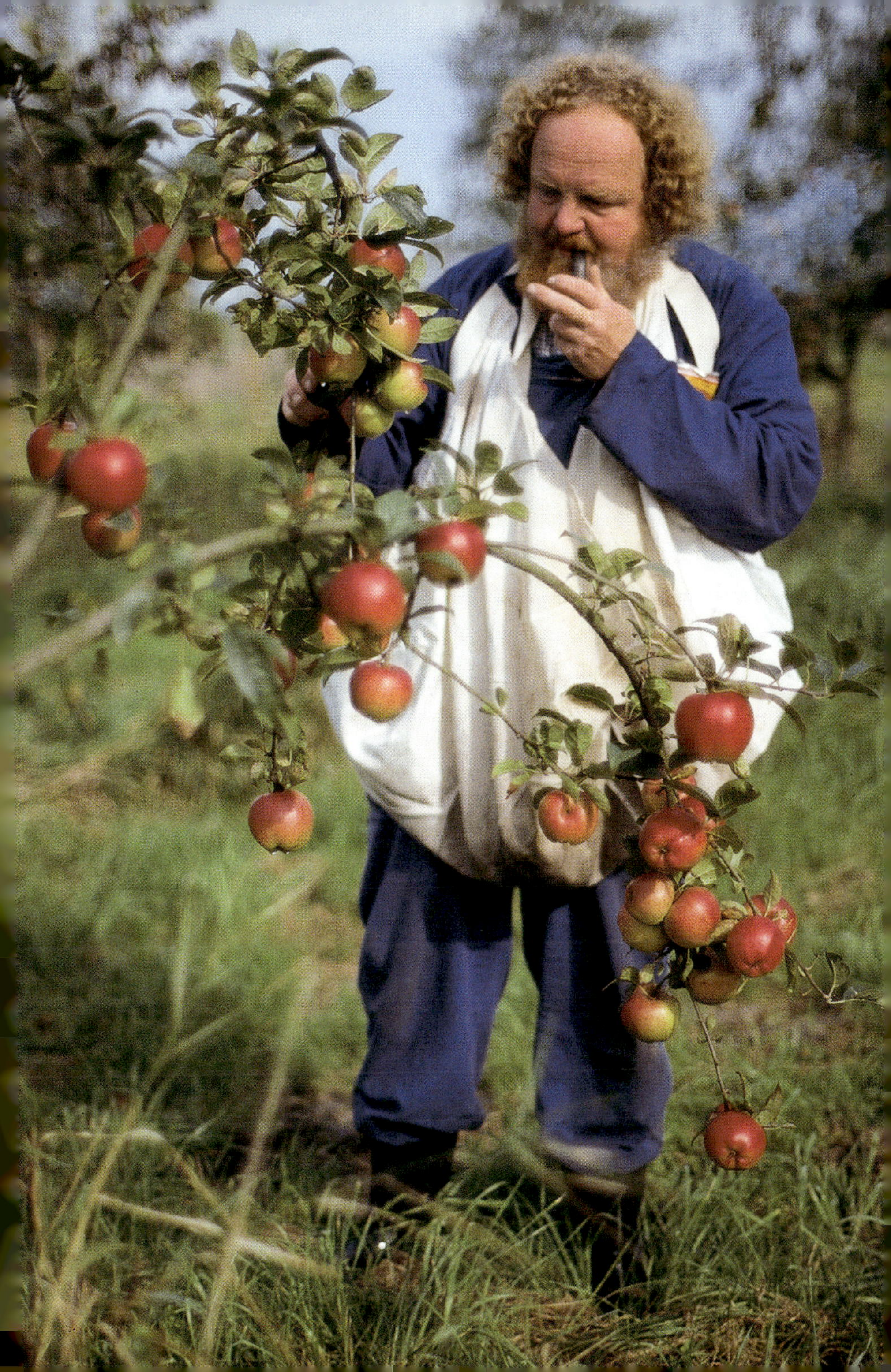

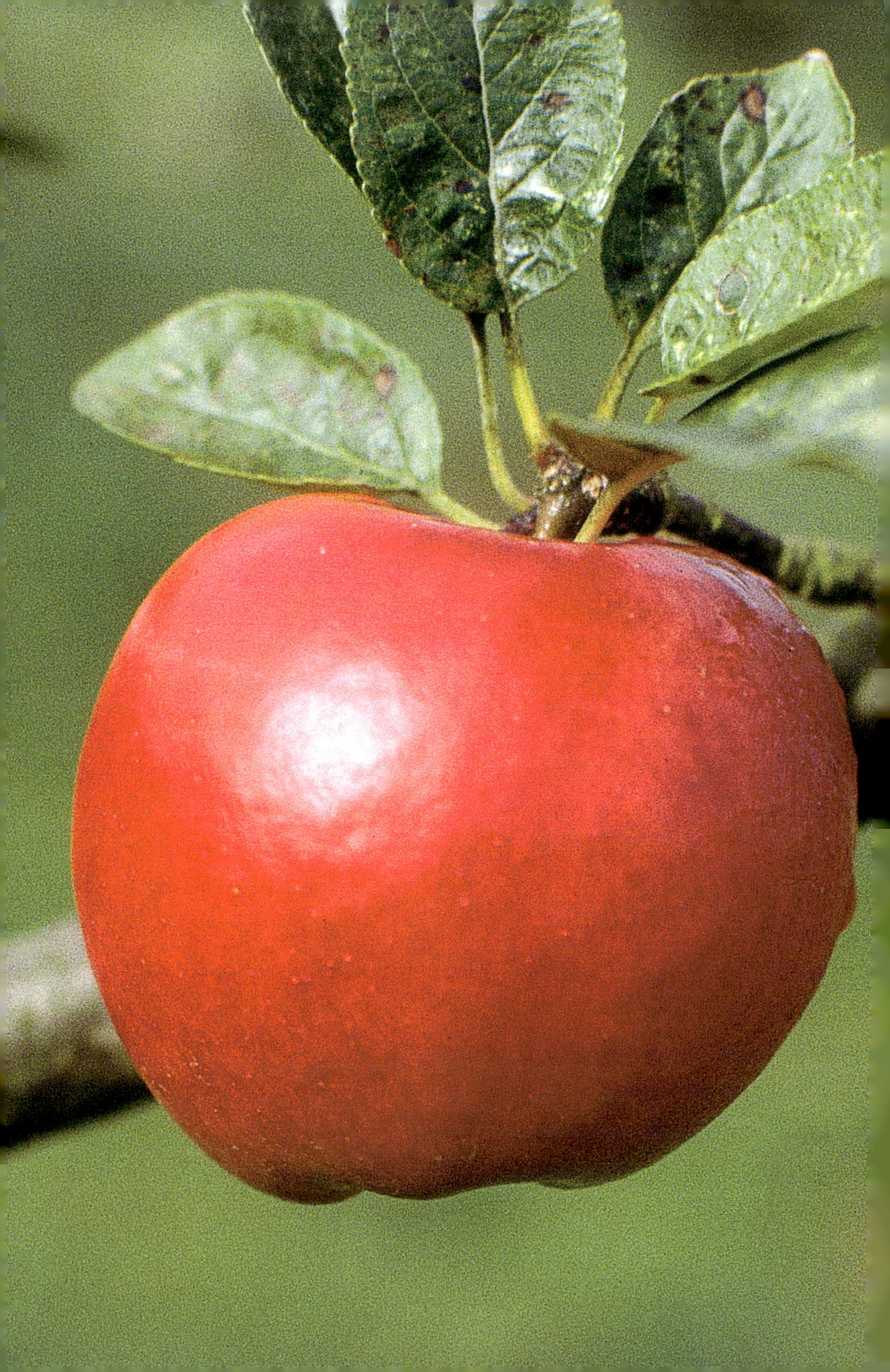

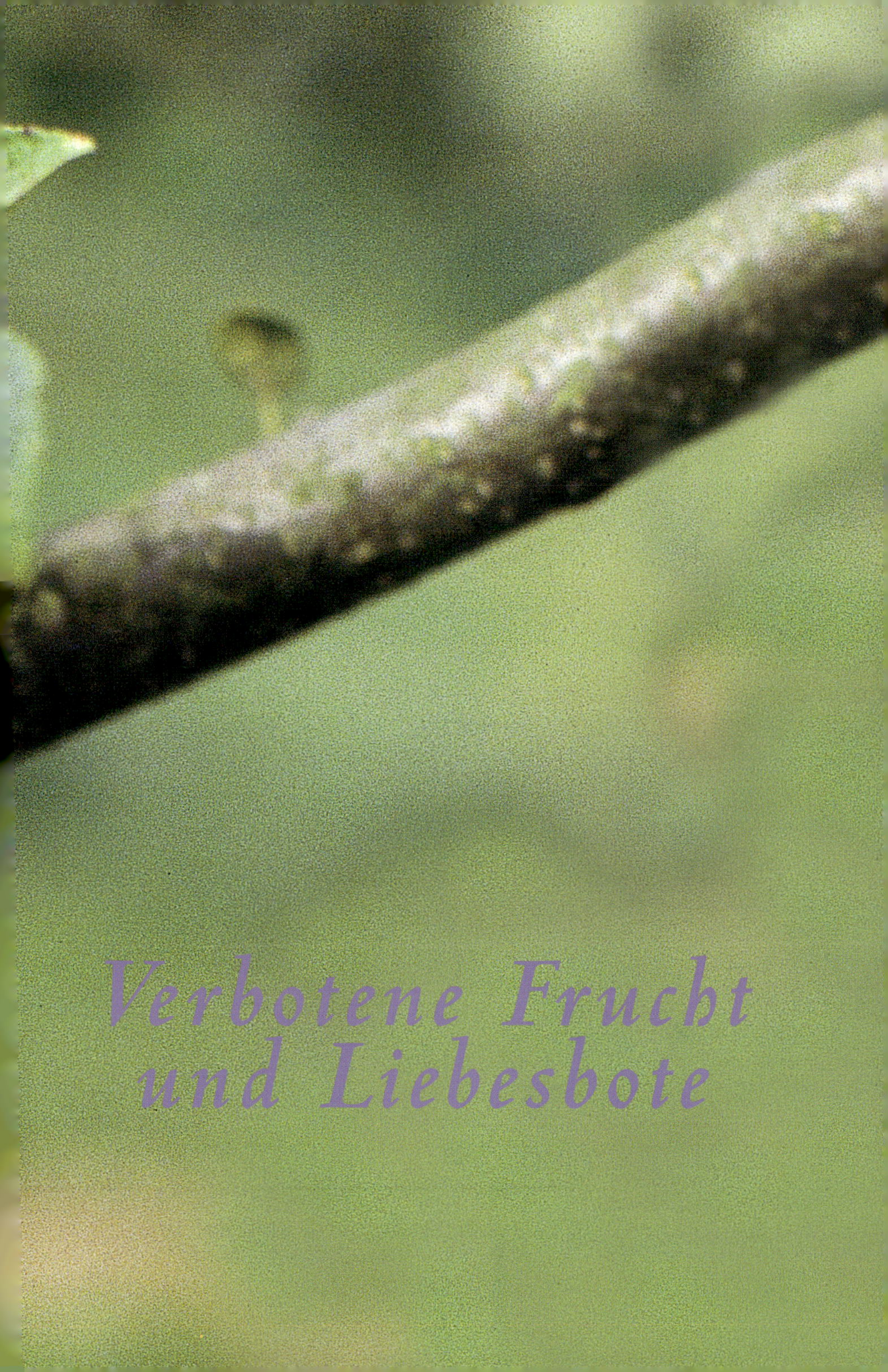

Verbotene Frucht und Liebesbote

Von der Last und Lust mit dem Apfel

Seit Jahrtausenden spielt der Apfel in den Religionen und Mythen vieler Völker, in Märchen, Volks- und Aberglauben, eine wichtige Rolle. Ein Apfelbaum symbolisiert im Alten Testament für Christen und Juden den Anfang vom Ende. Mit dem Apfel kam der Tod, wurde die Menschheit sterblich. Im Garten Eden leuchteten die verbotenen Früchte, die Zweige wisperten, die Schlange flüsterte, Eva kostete vom Apfel, und Adam naschte auch. Erstes Buch Mose: »… und das Weib schaute an, dass von dem Baum gut zu essen wäre und dass er lieblich anzusehen und ein lustiger Baum wäre, weil er klug machte; und sie nahm von der Frucht und aß und gab ihrem Mann auch davon, und er aß. Da wurden ihrer beider Augen aufgetan, und sie wurden gewahr, dass sie nackt waren, und flochten Feigenblätter zusammen und machten sich Schürzen. Und sie hörten die Stimme Gottes des Herrn, der im Garten ging, da der Tag kühl geworden war. Und Adam versteckte sich mit seinem Weibe vor dem Angesicht Gottes des Herrn unter die Bäume im Garten. Und Gott der Herr rief Adam und sprach zu ihm: Wo bist du? Und er sprach: Ich hörte deine Stimme im Garten und fürchtete mich; denn ich bin nackt, darum versteckte ich mich. Und Er sprach: Wer hat dir's gesagt, dass du nackt bist?

Hast du nicht gegessen von dem Baum, davon ich dir gebot, du solltest nicht davon essen? Da sprach Adam: Das Weib, das du mir zugesellt hast, gab mir von dem Baum, und ich aß. Da sprach Gott der Herr zum Weibe: Warum hast du das getan? Das Weib sprach: Die Schlange betrog mich also, dass ich aß.« Die Folgen sind bekannt: Gottvater zürnte, das Paradies war für alle Zeiten verloren, der Mensch entdeckte das Böse, musste fortan für Kleidung, Nahrung und Nachkommen rackern – bis an sein Lebensende.

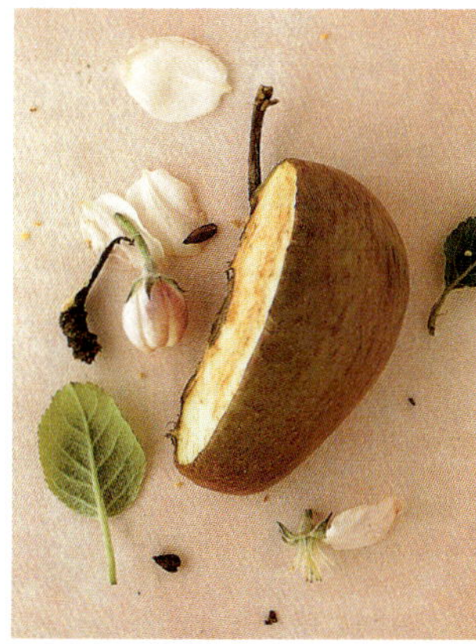

War es wahrhaftig der Apfel, der uns den Tod beschied? Was genau für eine Frucht das war, sagt die Bibel nicht. Ein Apfel wurde erst später daraus, denn in vielen frühen Überlieferungen gehen die Bezeichnungen für runde, kernhaltige Früchte bunt durcheinander. Man weiß meistens nicht, ob man es gerade mit Äpfeln, Birnen, Quitten, Granatäpfeln oder Feigen zu tun hat. Im Falle der biblischen Überlieferung hat man sich jedenfalls erst im Laufe von einigen Jahrhunderten darauf einigen können, dass die uneindeutige »Frucht« am Baum der Erkenntnis ein Apfel gewesen sei.

»Das Königshaus des Pflanzenreichs ist zweifellos die Familie der *Rosaceae,* denn ihr entstammt die Rose, die Königin der Blumen, und der Apfel, der König der Früchte. Beide haben oft als Symbole aller Blumen und Früchte gedient. Neu entdeckte Früchte oder Gemüse wurden mit schöner Regelmäßigkeit als Apfel bezeichnet – vorausgesetzt, sie waren halbwegs rund, nicht kleiner als eine Kirsche und nicht größer als ein Kürbis –, bis sich ein eigener Name für sie finden ließ, von ungenießbaren Gebilden wie Galläpfeln, Reichsäpfeln usw. ganz zu schweigen.« So schreibt der amerikanische Gastrosoph Waverly Root.

Aber im Garten Eden muss es wohl doch ein Apfel gewesen sein, wie Salomon im »Hohelied« berichtet: »Ich bin eine Blume zu Saron und eine Rose im Tal. Wie eine Rose unter den Dornen, so ist meine Freundin unter den Töchtern. Wie ein Apfelbaum unter den wilden Bäumen, so ist mein Freund unter den Söhnen. Ich sitze unter dem Schatten, des ich begehre, und seine Frucht ist meiner Kehle süß. Er führt mich in den Weinkeller, und die Liebe ist sein Panier über mir. Er erquickt mich mit Blumen und labt mich mit Äpfeln; denn ich bin krank vor Liebe. Seine Linke liegt unter meinem Haupte, und seine Rechte herzt mich.«

> Steht ein Baum im Garten
> Und ein Apfel hängt daran,
> Und es ringelt sich am Aste
> Eine Schlange, und ich kann
> Von den süßen Schlangenaugen
> Nimmer wenden meinen Blick,
> Und das zischelt so verheißend
> Und das lockt wie holdes Glück!
>
> Heinrich Heine

Salomons Worte waren längst vergessen, die Äpfel verschrumpelt, bis die Kelten kamen. Denn in der keltischen

Überlieferung gab es auch ein Paradies: Avalon – »Apfelland«, ein Land voll goldener Äpfel, ein Land des Friedens, des reinen Glücks und des ewigen Lebens. Der irische König Connla wird von einer fremden Göttin dorthin gelockt und kehrt nie mehr zurück aus dem Land, in das einst der sagenhafte König Artus nach seiner Verwundung entrückt wurde.

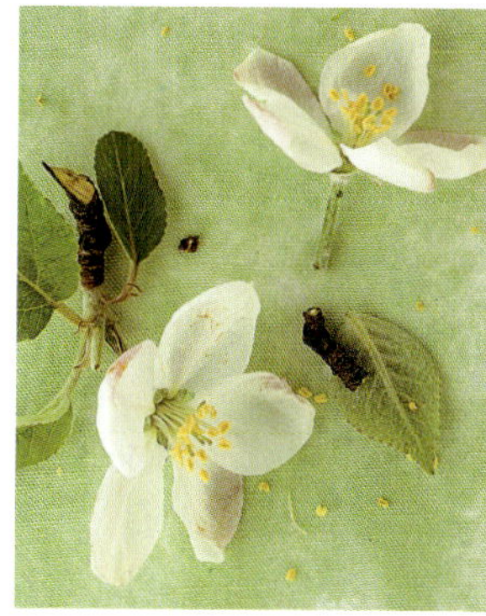

Die Götter der alten Germanen waren an sich nicht unsterblich. Sie wussten sich jedoch vor dem herannahenden Tod zu schützen: Sobald sie Zeichen von Altersschwäche zu spüren begannen, suchten sie Zuflucht bei der Göttin Iduna, die sie einen Apfel berühren ließ, und schon stellten sich Frische und Tatkraft der Jugend wieder ein. Der Apfelbaum war Freia, der Göttin der Liebe und der Fruchtbarkeit, geweiht. Der Apfel galt als Symbol des Lebens.

Der Apfel kann aber auch zum Symbol der List oder zum »Zankapfel« werden wie in der Überlieferung vom griechischen Olymp, in dem sich Zeus vor die heikle Frage gestellt sieht, welche der drei Göttinnen Aphrodite, Hera und Athene die Schönste und Bezauberndste sei. Der Göttervater Zeus zog sich listig aus der Affäre und schickte die drei Damen zu Paris, dem Sohn des trojanischen Königs Priamos. Dieser warf Aphrodite den Apfel zu, wodurch dieser zum »Zankapfel« zwischen den drei Schönheiten wurde und einen fünf Jahre dauernden Krieg um Troja auslöste. In einer anderen Version dieser Geschichte war es Eris, die Göttin des Streites, die zur Auslöserin des Gezänks wurde. Aus Rache für die nicht ergangene Einladung zu einer Hochzeit mischte sie sich ungeladen unter die Gäste und warf einen Apfel mit der Aufschrift »der Schönsten« zwischen die drei göttlichen Damen, was natürlich die von der Zank-Göttin gewünschte Wirkung nicht verfehlte.

Der schönste Apfelbaum der Antike stand wahrscheinlich auf der Insel der Hesperiden. Die Erdmutter Rhea hatte ihn ihrer Tochter Hera zur Hochzeit mit Zeus geschenkt, ein Symbol des ewigen Lebens. Der Baum hing voller goldener Früchte und überstrahlte den ganzen Garten. Damit niemand die Früchte stehlen konnte, bewachte der hundertköpfige Drache Ladon Tag und Nacht den Baum. Nur Herkules gelang es, das niemals schlummernde Biest zu bezwingen.

Die Römer übernahmen fast das gesamte Götterpersonal der alten Griechen, nur selten fügten sie noch eigene Gestalten hinzu. So ist es schon bemerkenswert, dass sie noch eine eigene Apfelgöttin »Pomona« erfanden, die Göttin der Früchte und Gärten. Offensichtlich schien ihnen diese für sie sehr wichtige Sparte durch das »olympische« Personal nicht genügend abgedeckt. Vielleicht sollte diese Göttin ihre schönen Alabasterarme über das Wissen der Agrikultur ausbreiten. Denn zwischen 234 bis 149 vor Christus kannten die Römer schon mindestens sieben Apfelsorten, wie der ältere Cato beschreibt, und zweihundert Jahre später konnte Plini-

Der Apfel ist eine symbolträchtige Frucht,
die sich in den Geschichten vieler Völker findet.

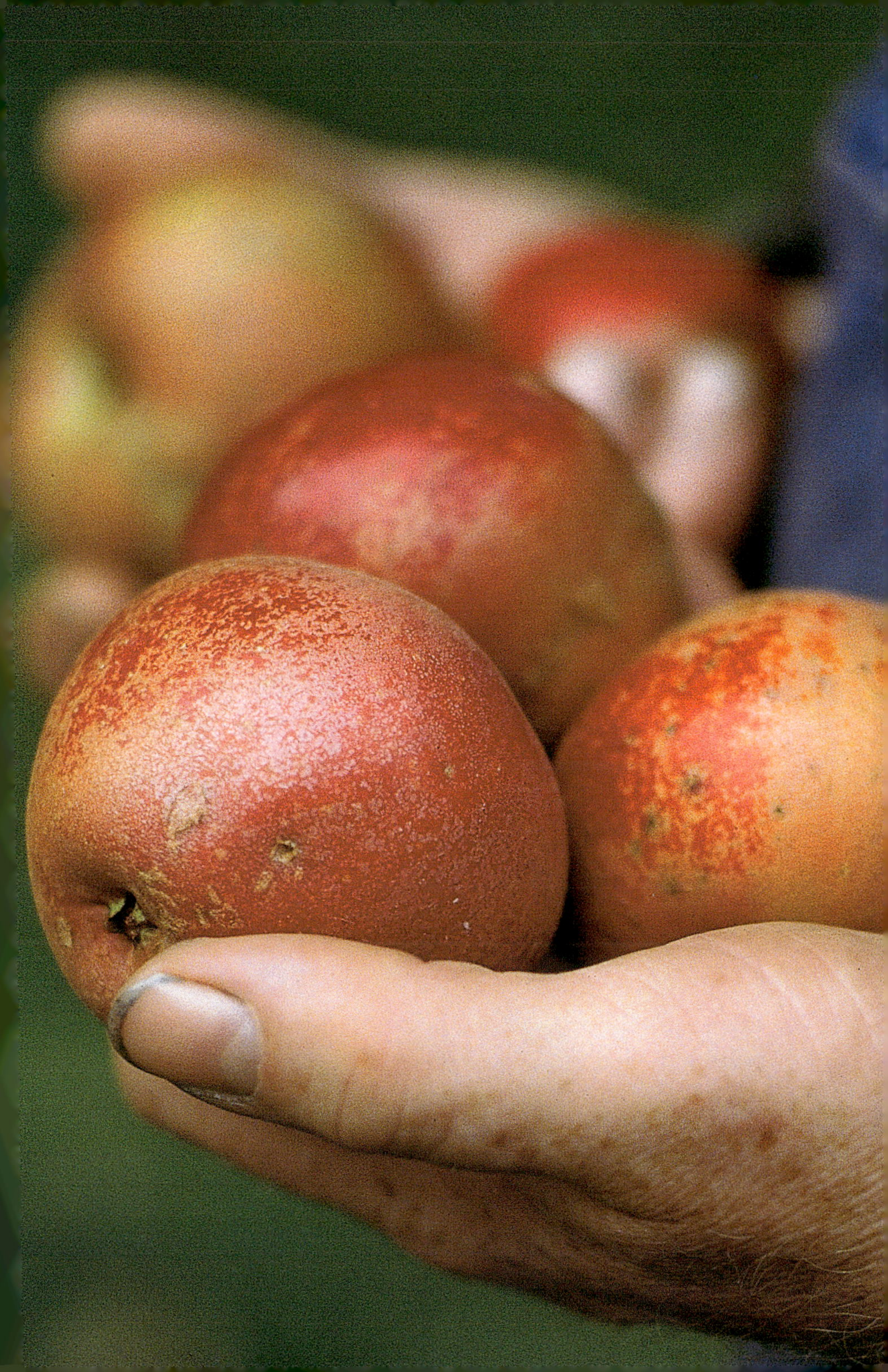

us (ebenfalls der Ältere, 24 bis 79 nach Christus) in seiner »Historia naturalis« sechsunddreißig Apfelsorten aufführen, wobei er zwischen verderblichen Äpfeln und Winteräpfeln, die sich einlagern ließen, unterschied.

Bei den alten Chinesen stand der Apfel als Symbol für den Frieden und die Liebe. Das Freudenviertel hieß bei ihnen »pinkang« (das »Apfelbett«).

Man sieht, der Apfel fasziniert die Menschheit seit mindestens fünftausend Jahren. Aber er ist wie viele alte Symbole kein eindeutiges Zeichen, sondern schillert widersprüchlich. Der Apfel kann für Leben und Fruchtbarkeit stehen, aber auch für Sünde, teuflische Verführung, Verderben und Tod. Er symbolisiert die wahre Liebe, ebenso aber die käufliche Liebe. Er kann Frieden bedeuten, aber auch List und Streiterei. Es verwundert nicht, dass sich solch eine vielseitig einsetzbare, symbolträchtige Frucht auch oft und gerne in den überlieferten Märchen unserer Völker wiederfindet.

In den keltischen Märchen besitzen die Äpfel meist verborgene Kräfte, die aber nicht jedermann zugänglich sind. Nur wer besondere Verdienste erwirbt, kann sie sich nutzbar machen. »Wünschegold« zum Beispiel muss drei Äpfel im strategisch richtigen Moment einsetzen, um seinen Eltern zu ihrem Recht zu verhelfen und ein Königreich samt Königin zu bekommen. Im schottischen Märchen »Thomas der Reimer« bekommt der Held von einer Feenkönigin einen verzauberten Apfel geschenkt, der ihn befähigt, in Form von schönen Reimen die Zukunft vorherzusagen. Nach dem Genuss dieses Apfels ist er unfähig, jemals eine Lüge auszusprechen.

Der Apfel in Märchen und Brauchtum

Der Apfel ist in der keltischen Überlieferung fast immer in den richtigen, d. h. in guten Händen. Nur im bretonischen Märchen »Die Sonnenprinzessin« gibt eine böse Hexe einem jungen Helden einen verzauberten Apfel, woraufhin er in tiefen Schlaf fällt und beinah den Hochzeitstermin mit seiner angebeteten Prinzessin verschläft. Das erinnert stark an den hinterhältigen Apfeleinsatz im deutschen Märchen »Schneewittchen«, wo eine böse Stiefmutter eine junge unschuldige Maid mittels eines vergifteten Apfels als Konkurrentin ausschalten und ins Jenseits befördern will.

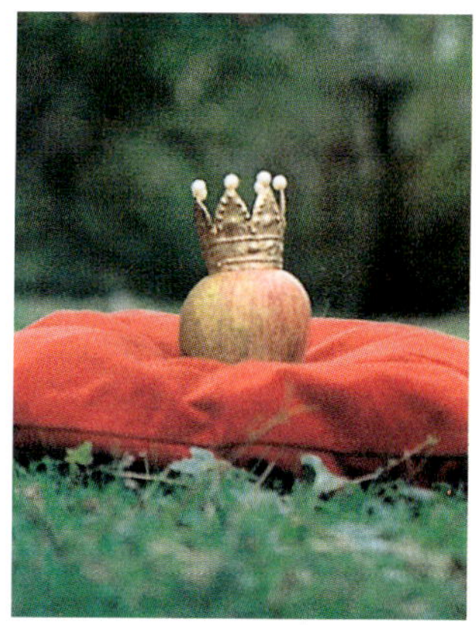

Äpfel tauchen auch sonst in der deutschen Märchenwelt immer wieder auf, zum Beispiel im Märchen »Frau Holle«, in dem zwei junge Mädchen einen hauswirtschaftlichen Eignungstest zu bestehen haben: Brot backen, Äpfel pflücken und Betten ausschütteln. Im Märchen »Der Vogel Greif« kann eine erkrankte Königstochter nur durch den Genuss eines besonderen Apfels geheilt werden. Ein Hinweis darauf, dass man den Apfelbaum im Mittelalter zu den Heilpflanzen zählte. (In den alten Klostergärten setzte man Äpfel als Heilmittel gegen allerlei Gebrechen ein.) In den Grimm'schen Märchen geht es meist nicht um den Apfel an sich. Äpfel haben zwar oft auch unterschiedliche symbolische Bedeutungen, dienen aber häufig nur als Mittel zum Zweck, um bestimmte Ziele zu erreichen oder Wünsche zu erfüllen.

Es ist nicht verwunderlich, dass viele Elemente aus unserer vorchristlichen Vergangenheit sich sowohl in unseren Märchen wie auch in unserem Brauchtum bis fast in die Gegenwart hinein erhalten haben. Manche alten Rituale dienten dazu, die Geister der Bäume für gute Ernten günstig zu stimmen, andere, um für sich selbst Vorteile zu erzielen oder die Zukunft nach eigenen Wünschen vorteilhaft zu beeinflussen.

Einige Bräuche waren an feste Termine des Kalenderjahres gebunden. So zog in den Apfelweingegenden des englischen Südwestens die ganze Familie unter der Leitung ihres Oberhauptes in den Raunächten zwischen Weihnachten und dem Fest der Heiligen Drei Könige am 6. Januar einmal hinaus in den Obstgarten, um die Bäume zu segnen, ihnen zuzutoasten und sie mit Cider zu bespritzen. Das galt als notwendige Voraussetzung für eine gute Obsternte im folgenden Jahr. Zur Sicherheit schossen die Männer der Sippe in den nächtlichen Himmel über dem Obsthof, um die bösen Geister, die ihnen die erhoffte gute Ernte streitig machen könnten, in die Flucht zu schlagen.

Auch in der deutschen Altmark wusste man, dass in den Raunächten besonders viele böse Geister unterwegs waren.

Auch hier wurde mit Flinten in die Baumkronen geschossen, um die Unholde zu vertreiben. Um die Bäume selbst günstig zu stimmen, trug man in der Christnacht das Tischtuch mit allen Speiseresten in den Obstgarten und schüttete es dort unter den Bäumen aus – sicherlich Reste einer alten Opfervorstellung. Die Bäume umwickelte man in der Altmark wie auch im Braunschweigischen, im Magdeburgischen und im Hessischen mit Strohseilen, um sie für das folgende Jahr fruchtbar zu machen. Dabei wurde darauf geachtet, dass der Knoten des Seils eine Kreuzform aufwies. In der Altmark wie auch in anderen Gegenden Deutschlands rüttelten die Bauern in der Neujahrsnacht oder am Karfreitagsmorgen an den Obstbäumen und versuchten, sie durch persönliches Anrufen zu einem guten Ertrag im folgenden Jahr zu verpflichten. Im Hannoverschen Wendland fand dies unter Glockengeläut am Christabend statt, dabei wurde den Bäumen zugerufen: «Bömken, woak up, uns Herr Christus kümmt!« Im benachbarten Kreis Salzwedel half man noch durch Beklopfen der einzelnen Bäume nach.

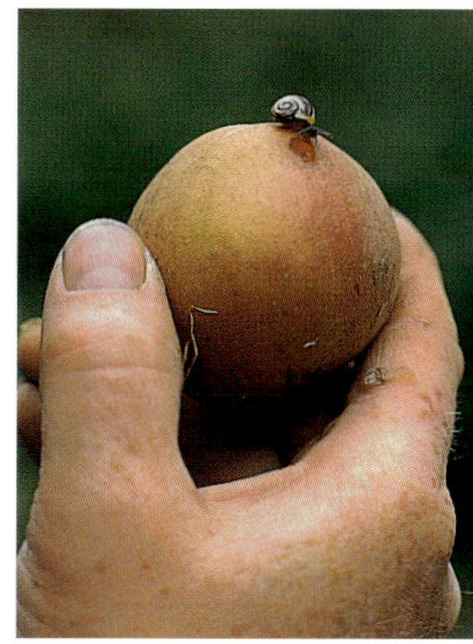

Im österreichischen Machland zogen die Menschen am Ostersonntag kurz vor Sonnenaufgang zum »Bambetn« in den Obstgarten. Man stellte sich unter seinen Lieblingsbaum, um für eine reiche Obsternte zu beten. Manchmal trennten sich auch die Geschlechter: Die Männer beteten unter einem

Apfelbaum, die Frauen unter einem Birnbaum. Überhaupt sind in der mitteleuropäischen Überlieferung Äpfel meist dem männlichen und Birnen dem weiblichen Geschlecht zugeordnet. Für einen neugeborenen Jungen pflanzte man einen Apfelbaum, für ein Mädchen einen Birnbaum. Das erste Badewasser des Knaben wurde unter einen Apfelbaum, das des Mädchens unter einen Birnbaum geschüttet. Schrie der kleine Junge ständig, konnte er besänftigt werden, wenn man eine Windel von ihm unter einem Apfelbaum vergrub. Auch das Geschlecht des nächsten Kindes ließ sich beeinflussen. Vergrub man die Nachgeburt unter einem Apfelbaum, so war der nächste Sprössling ein Mädchen, unter einem Birnbaum vergraben gab es einen Jungen. In Kirgisien wälzten sich unfruchtbare Frauen unter einem einzeln stehenden Apfelbaum, um Nachkommen zu erhalten. Von einem Mädchen im Stande der geschlechtlichen Unschuld sagte man: »Sie hat des Apfels Kunde nit.«

Der Apfel und die Liebe – ein weites Feld. Schon in der Antike galt das Zuwerfen eines Apfels als Liebeszeichen, man konnte auch die Liebe eines anderen gewinnen, wenn man ihm einen Apfel zu essen gab, auf den geheimnisvolle Buchstaben geschrieben waren. Eine vermutlich italienische Novelle erzählt von einem solchen »Liebesapfel«, der von dem angebeteten Mädchen achtlos einem Schwein zum Fraß vorgeworfen wurde, woraufhin das nunmehr verliebte Vieh die Schöne unablässig verfolgte.

Der Apfel galt als zuverlässiges Liebesorakel.

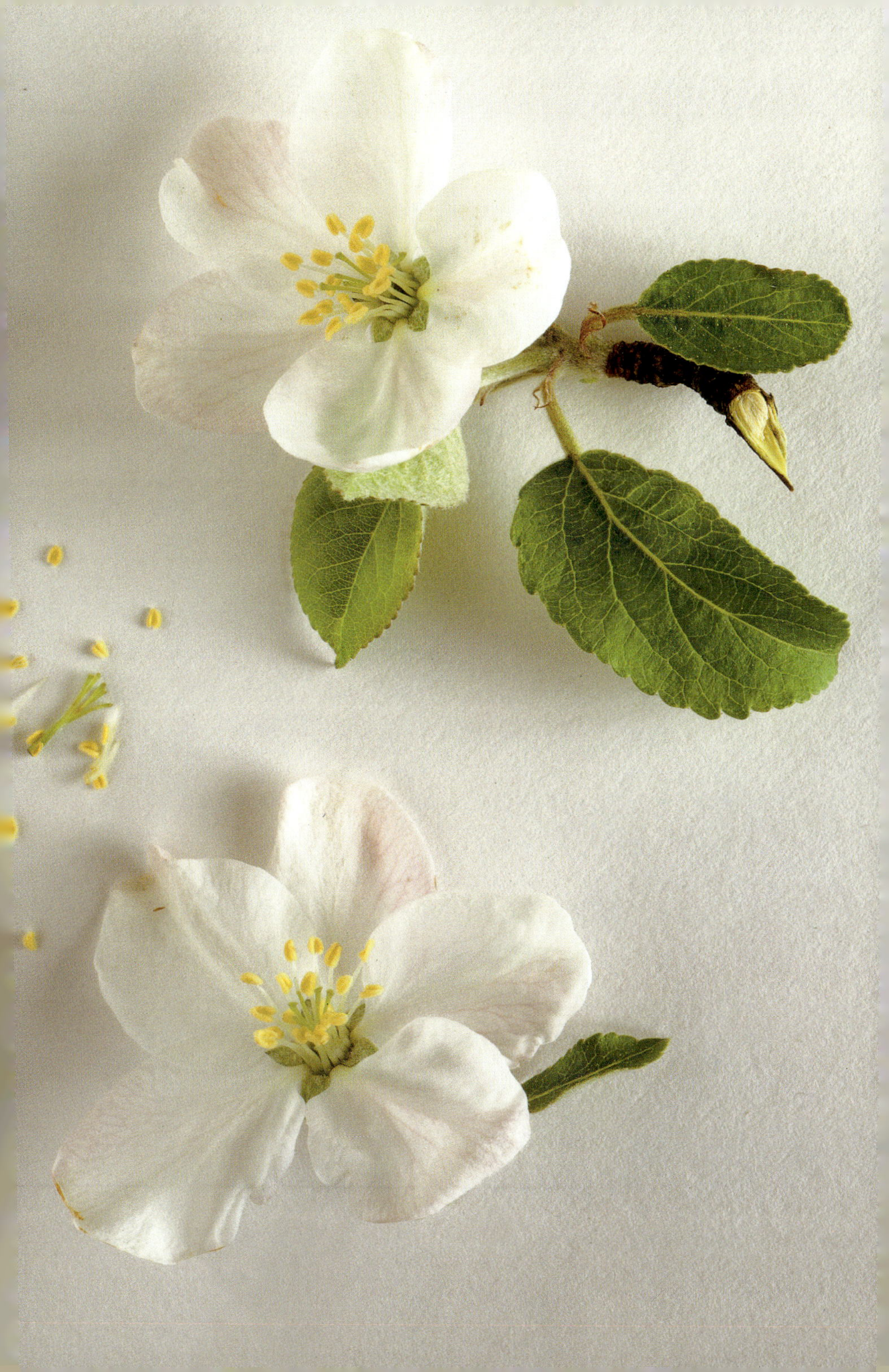

Um den Liebeszauber noch wirksamer zu machen, gab es natürlich Steigerungsmöglichkeiten. Man steckte in den Apfel ein Stück Papier, auf das mit dem eigenen und dem der Angebeteten vermischte Blut der Name der Geliebten geschrieben war und versteckte den Apfel unter dem Kopfkissen des Mädchens. Als besonders wirksam galten »Liebesäpfel«, die eine Zeit lang unter den Achseln oder auf den Genitalien getragen und ordentlich durchgeschwitzt worden waren.

Richtig schwierig war die Herstellung von »Goldäpfeln«: In der Christnacht warf man einen Apfel auf die Erde und schleuderte ihn nach dem Beten des Vaterunsers mit dem linken Fuß rückwärts in einen Bach. Vor Mitternacht wurde der Apfel gesucht und musste bis zum ersten Glockenschlag unter der Dachtraufe deponiert sein, sonst konnte man nie wieder trinkbares Wasser aus diesem Bach schöpfen. Den Apfel legte man dann zusammen mit Salz und Brot bis zum nächsten Morgen an einen verborgenen Ort. Auf Stecknadelgröße geschrumpft wurde er von einem Mädchen im Haar getragen. Dieser Goldapfel zeigte gar wunderbare Wirkungen: Kein Bursche konnte einem solchen Goldmädel widerstehen.

Auch für Liebesorakel eignen sich Apfel und Apfelbaum hervorragend. Wenn ein junges Mädchen in den Raunächten dreimal einen Schuh über einen Baum wirft, wird aus der Richtung, aus der das nächste Hundegebell ertönt, der zukünftige Geliebte kommen. Seinen Namen erfährt das Mädchen, wenn es am Andreasabend, an Weihnachten oder zu Sylvester einen Apfel in einem Stück schält. Diese Schale soll sie rückwärts über die Schulter werfen. Aus der auf dem Boden liegenden Schale kann sie dann den Anfangsbuchstaben vom Namen des Zukünftigen ablesen. Am Andreasabend, in England an Allerheiligen, legt man sich einen angebissenen Apfel unters Kopfkissen, und der zukünftige Geliebte erscheint einem im Traum. Richtungsweisend ist auch der Apfelkern, den man mit einem Zauberspruch zwischen Daumen und Zeigefinger wegschnippst. Dieses Liebesorakel war schon in der Antike üblich und auch in Frankreich und England bekannt. Ein Verlöbnis wurde im schweizerischen Freiamt noch im 19. Jahrhundert angezeigt, indem der Mann seiner künftigen Frau öffentlich einen Apfel überreichte.

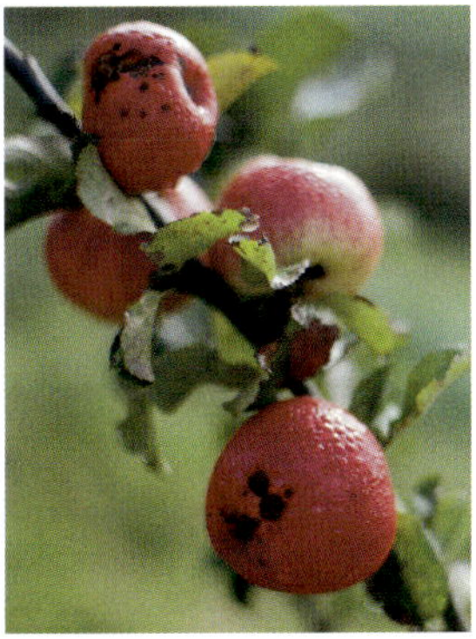

Bei all solchen Liebeszaubern, durfte der Apfel in vielen Gegenden dann auch bei der Hochzeit nicht fehlen. Aus Tangendorf in der Lüneburger Nordheide ist eine lokale Sorte mit dem Namen ›Brautapfel‹ bekannt, in der Magdeburger Börde hat der ›Halberstädter Jungfernapfel‹ den Beinamen ›Brautapfel‹, und in den neunziger Jahren gab es noch ein letztes Exemplar eines Altmärker Brautapfels. Der mit Geld gespickte, rote Brautapfel wurde in der Altmark bedürftigen Dorfbewohnern geschenkt. Im Kreis Harburg legte man einen solchen Apfel bei der Trauung auf den Altar oder die Braut warf ihn beim Gang zum Traualtar unter die Dorfjugend. Von der Kutsche warf die Braut auch in Mecklenburg oder in der Südheide den am Wegesrand wartenden Kindern Honigkuchen und Brautäpfel zu.

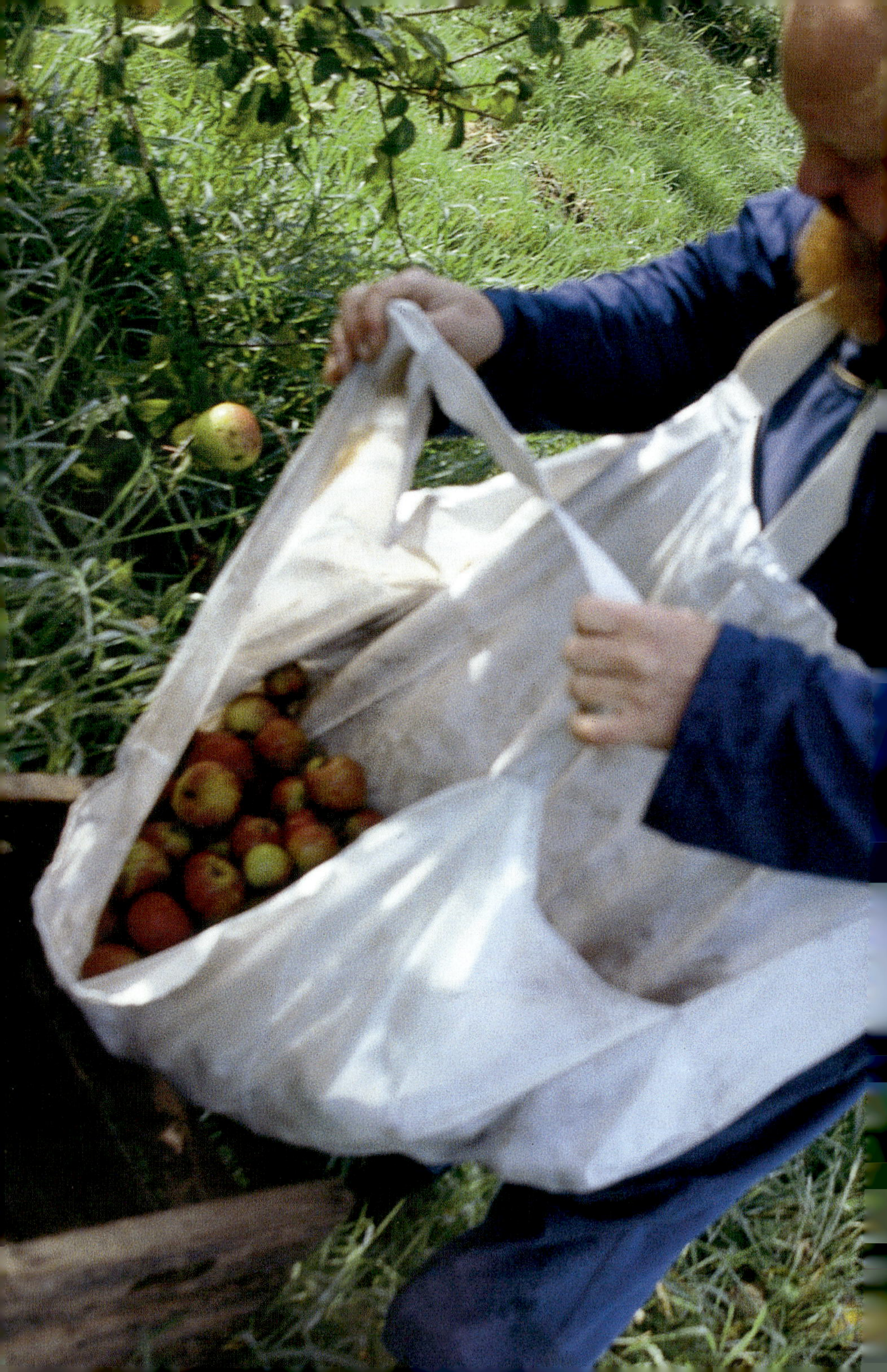

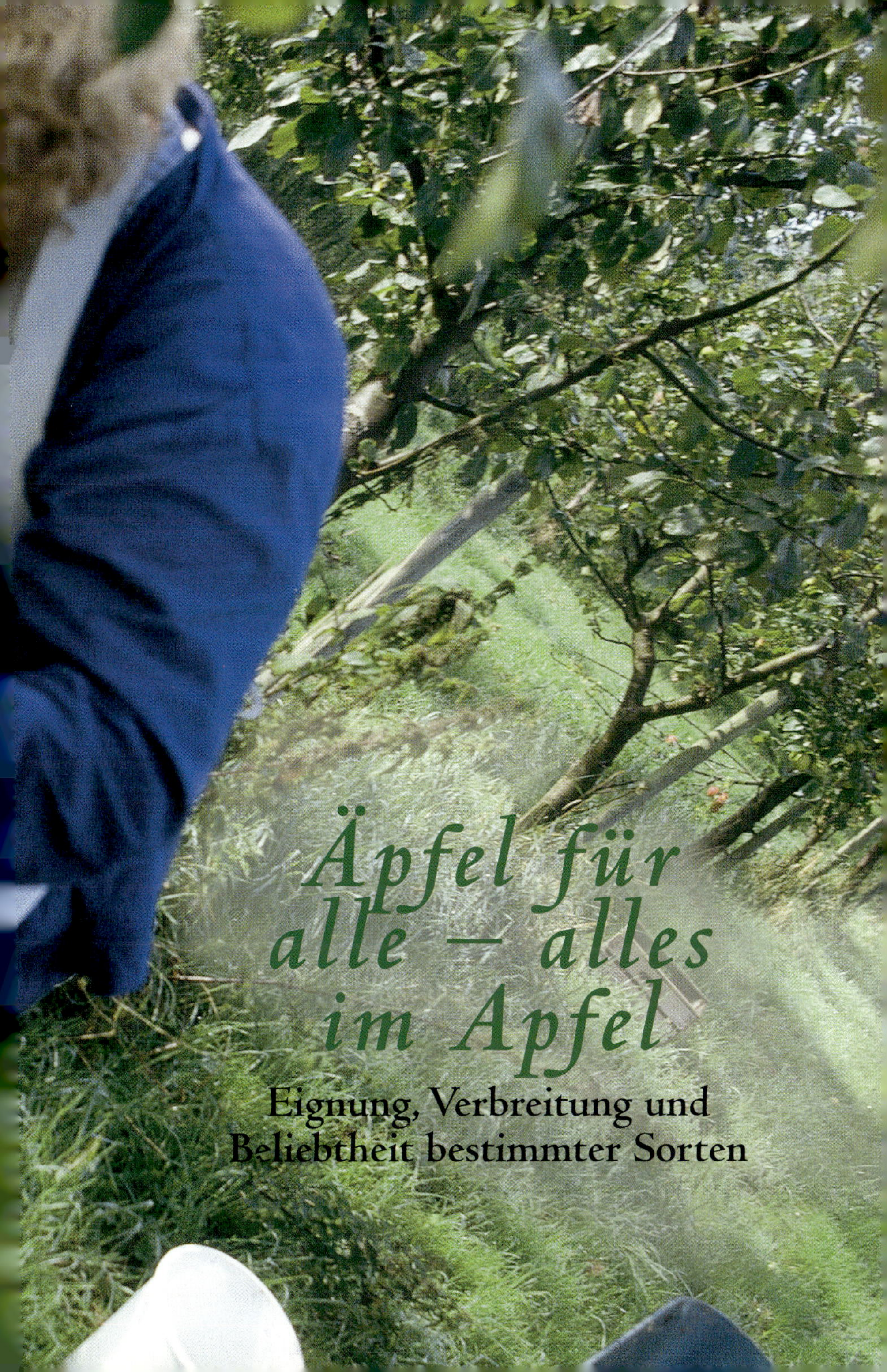

Äpfel für alle – alles im Apfel

Eignung, Verbreitung und Beliebtheit bestimmter Sorten

Medizin vom Baum

Äpfel gibt es für alle Lebenslagen und für alle Bedürfnisse. Wer etwas für seine Gesundheit tun will, sollte am Apfel nicht vorbeigehen, wer seinen Speiseplan bereichern möchte, ist hier gut bedient, wen herrlich blühende und fruchtende Bäume im eigenen Garten erfreuen, sollte (mindestens zwei) Apfelbäume pflanzen. »Ein Apfel am Tag – mit dem Doktor kein Plag.« Äpfel gehören zum Gesündesten, was die Natur so zu bieten hat. Dieses Obst enthält eine Komposition aus Mineralstoffen (Eisen, Kalium, Natrium, Magnesium, Kalzium), Spurenelementen (Jod, Kupfer, Zink), Vitaminen (vor allem Vitamin C) sowie wertvollen Ballaststoffen (Pektin). In der Hausmedizin lässt sich der Apfel vielseitig einsetzen.

Durchfall Der hohe Pektingehalt sorgt für eine natürliche Verdickung des Darminhaltes und normalisiert die Verdauung. Bei akutem Durchfall täglich einen bis zwei Äpfel reiben und verzehren.

Darmentzündungen Äpfel enthalten reichlich Gerbstoffe, die im Darm entzündungshemmend wirken und außerdem Bakterien den Garaus machen.

Herzschwäche Zu den relativ neu entdeckten Wirkstoffen gehört das Phenylalanin. Dieser Stoff aktiviert im Körper vorhandenes Coenzym Q, das vor allem das Herz stärkt.

Eisenmangel Eisen wird nur in Verbindung mit Vitamin C optimal vom Körper aufgenommen. Der Apfel hat sowohl reichlich Vitamin C als auch Eisen und füllt daher in idealer Weise den Eisenspeicher natürlich auf.

Hohe Blutfettwerte Der Ballaststoff Pektin wirkt hier geradezu optimal, denn er senkt laut wissenschaftlicher Studien das negative Cholesterin (LDL) und erhöht das positive Cholesterin (HDL).

Stärkung des Immunsystems Ein ganz wesentlicher Faktor für ein intaktes Immunsystem ist ein gesunder Darm. Äpfel helfen zum einen, die Darmflora zu sanieren. Zum anderen stärkt das Vitamin C zusätzlich die Abwehrkräfte und sorgt für eine bessere Produktion von sogenannten Killerzellen.

Zahnpflege Der Apfel hat mit seinen sanften Fruchtsäuren und Ballaststoffen einen stark reinigenden Effekt für die Zähne und funktioniert daher für die Zahnreinigung zwischendurch ebenso gut wie ein Kaugummi.

Zum Abnehmen Ein Apfel hat nur etwa 50 Kilokalorien, aber durch den Ballaststoff Pektin ein hohes Sättigungspotential. Daher ist der Apfel ein Schlankmacher.

Geeignete und beliebte Sorten

Dass der Apfel den Speiseplan bereichern kann, werden auch Sie nach der Lektüre dieses Buches bestätigen können. Und zwar nicht nur auf dem Backblech, sondern ebenso in vielfältiger Form als Bestandteil von Vor- und Nachspeisen und Hauptgerichten.

Nun ist Apfel natürlich nicht gleich Apfel. Sorten, die als Tafeläpfel ausgezeichnet sind, müssen »für die häusliche Oeconomie«, wie man früher sagte, nicht unbedingt die richtigen sein. Für diese Zwecke hatte man die »Wirtschaftsäpfel«, die als »Handappel«, wie die Holländer sagen, nicht taugten, aber für Verarbeitungszwecke unverzichtbar und unschlagbar waren. Im ländlichen Raum, wo häusliche Verarbeitung und Bevorratung noch länger eine Rolle spielten, existieren heute noch solche Sorten, die oft nur eine geringe regionale Verbreitung besaßen und deshalb in keinem Obstsortenbuch zu finden sind. Manche Sorten hatten ganz spezielle Verwendungszwecke wie ›Hupfelds Süßapfel‹ aus dem nordhessischen Raum Felsberg, der zum Strecken der Füllmasse bei Bratwürsten verwendet wurde. Für bestimmte regionale Spezialrezepte sind solche Sorten unabdingbar. Sie sollten daher unbedingt – zusammen mit den dazugehörigen Rezepten – gesammelt und erhalten werden.

Nun gibt es natürlich auch landesweit verbreitete Apfelsorten, deren Früchte man für bestimmte Verarbeitungszwecke empfehlen kann. Sie werden im Folgenden in erster Linie aufgezählt, nebst einigen markanten Regionalsorten.

Gute Sorten zum Backen *(Früchte zerfallen nicht beim Erhitzen)* Altländer Pfannkuchen, Boskoop, Bremer Doodapfel, Croncels, Dülmener Rosen, Geflammter Kardinal, Eifeler Rambur, Finkenwerder Herbstprinz, Gelber Edelapfel, Gelber Münsterländer Borsdorfer, Grahams Jubiläum, Hauxapfel, Herzog von Cumberland, Holsteiner Cox, Horneburger Pfannkuchen, Jakob Lebel, Ontario, Otterndorfer Prinz, Riesenboiken, Schöner aus Wiedenbrück, Signe Tillisch, Vierländer Winterprinz.

Gute Sorten für Apfelmus *(Früchte zerfallen gleichmäßig beim Kochen)* Berlepsch, Bohnapfel, Boikenapfel, Boskoop, Charlamowski, Doppelprinz, Grahams Jubiläumsapfel, Gravensteiner, Harberts Renette, Jakob Lebel, James Grieve, Kaiser Alexander, Klarapfel, Königlicher Kurzstiel, Ontario, Rheinischer Winterrambur, Schafsnase, Seestermüher Zitronenapfel, Sulinger Grünling, Uelzener Rambur, Winterstettiner.

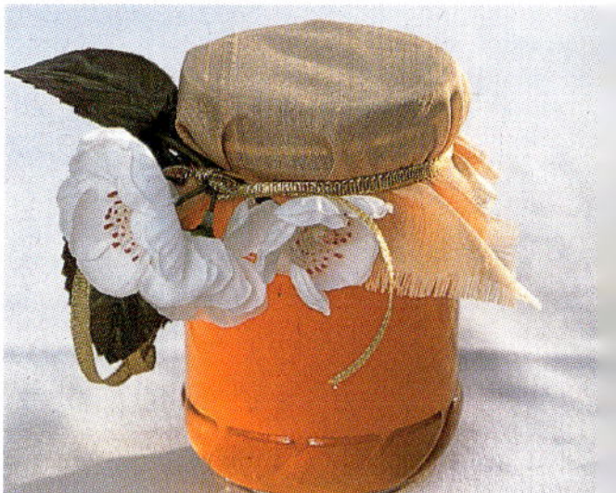

Gute Sorten für Gelee *(hoher Pektingehalt)* Bohnapfel, Graue Französische Renette, Kaiser Alexander, Purpurroter Cousinot.

Gute Sorten zum Dörren *(Apfelringe, Backobst usw.)* Baumanns Renette, Boikenapfel, Croncels, Finkenwerder Herbstprinz, Geflammter Kardinal, Goldparmäne, Harberts Renette, Jakob Lebel, Jeverscher Augustsüßapfel, Kaiser Alexander, Kasseler Renette, Königlicher Kurzstiel, Prinzenapfel, Roter Eiserapfel, Roter Süßapfel (Oldenburg), Winterstettiner.

Gute Sorten zur Saftherstellung *(ausgewogenes Zucker-Säure-Verhältnis)* Altländer Pfannkuchen, Berlepsch, Bohnapfel, Boskoop, Brettacher, Champagner Renette, Cox Orange, Finkenwerder Herbstprinz, Geheimrat Oldenburg, Gelber Edelapfel, Gelbmöstler, Goldparmäne, Holsteiner Cox, Jakob Fischer, Jakob Lebel, Kaiser Wilhelm, Martini, Rheinischer Winterrambur, Roter Eiserapfel, Roter Jungfernapfel, Roter Trierer Weinapfel, Schöner aus Wiedenbrück, Taffetapfel, Uelzener Rambur, Westfälischer Gulderling, Winterstettiner.

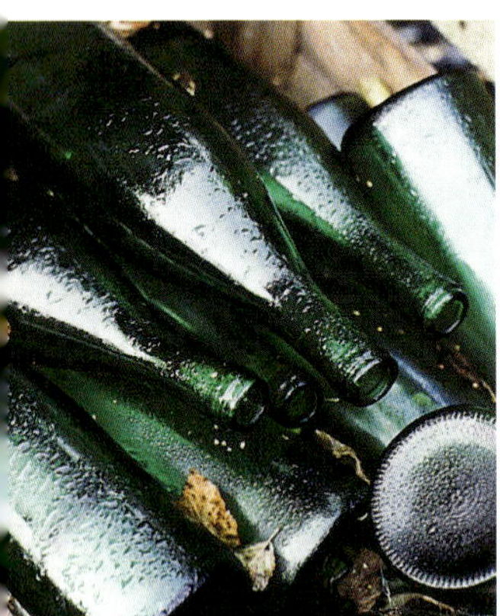

Gute Sorten zur Apfelweinherstellung Ananasrenette, Bittenfelder, Bohnapfel, Boskoop, Boikenapfel, Brettacher, Coulon Renette, Gewürzluiken, Graue Französische Renette, Hauxapfel, Igstadter Matapfel, Josef Musch, Kardinal Bea, Kasseler Renette, Kloppenheimer Streifling, Krautsander Boiken, Luxemburger Renette, Malerapfel, Mautapfel, Ontario, Purpurroter Cousinot, Rheinischer Krummstiel, Roter Trierer Weinapfel, Schafsnase, Schöner von Schierstein, Welschisner (Steinerapfel), Winterstettiner.

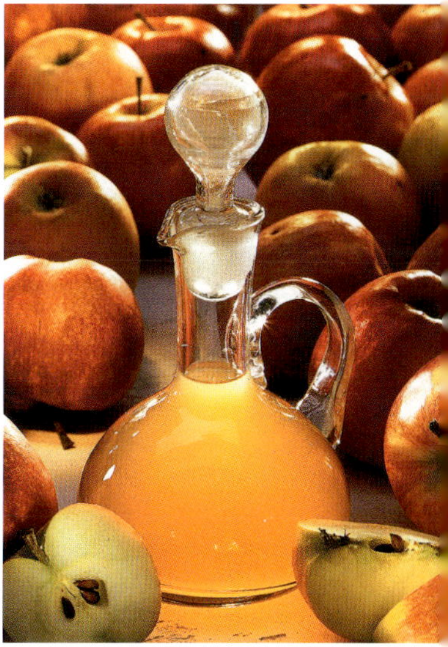

Gute Sorten zur Herstellung von Apfelessig Hierfür kommen alle bei der Herstellung von Apfelwein genannten Sorten in Betracht, da der Apfelwein schließlich ein »Zwischenprodukt« auf dem natürlichen Weg zum Apfelessig ist. Dem werden Essigbakterien (»Essigmutter«) zugesetzt oder man wartet, bis sich von selbst welche gebildet haben. Auf diese Weise lässt sich übrigens auch immer noch schal gewordener alter Apfelwein sinnvoll »entsorgen«.

Gute Sorten zum Herstellen von Apfellikör Hierzu eignen sich vor allem alle säuerlichen Äpfel: Bohnapfel, Boskoop, Roter Trierer Weinapfel, Horneburger Pfannkuchen u. a. Da man bei der Likörherstellung neben Alkohol dem Apfelsaft meist auch große Mengen Zucker zusetzt, wird bei einem sauren Apfelsaft als Ausgangsstoff der Likör später nicht unerträglich süß. Man kann aber durchaus auch einen würzigen Apfel mit einem genügenden Säureanteil verwenden (zum Beispiel Finkenwerder Herbstprinz, Holsteiner Cox u. a.).

Gute Sorten zum Rohgenuss Bei der – Gott sei Dank – immer noch vorhandenen Vielzahl an guten, schmackhaften Tafelobstsorten ist es natürlich unmöglich, eine Hand voll davon herauszugreifen und landesweit zum Anbau zu empfehlen. Man würde damit weder den persönlichen Geschmack des jeweiligen Apfelliebhabers, noch die unterschiedlichen Wachstumsbedingungen der Anbauregionen genügend berücksichtigen. Dennoch gibt es natürlich besonders beliebte Sorten, auf die man immer wieder gerne zurückgreift. Bei einer Umfrage unter Mitgliedern des Pomologenvereins in Deutschland wurden als beliebteste Sorten am häufigsten genannt: Goldrenette Freiherr von Berlepsch, Schöner aus Boskoop, Gravensteiner, Cox Orange Renette und die Goldparmäne. Nach diesen Klassikern kam erst einmal eine ganze Weile gar nichts. Erst im Mittelfeld folgten dann u. a. Holsteiner Cox, Echter Prinzenapfel, Ontario, Zuccalmagglio Renette, Finkenwerder Herbstprinz, Ananas Renette.

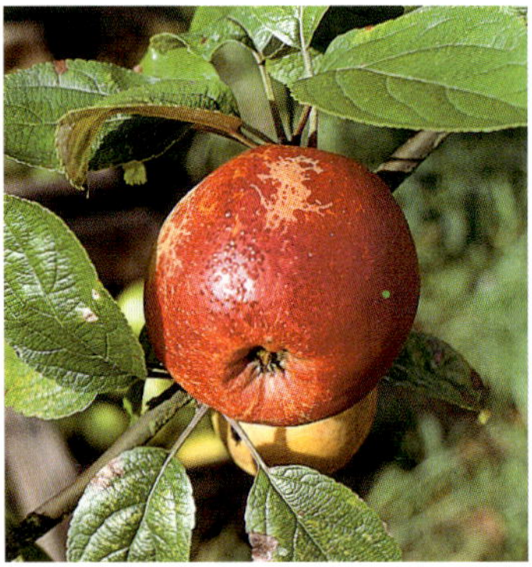

Das »Stöffche« Sicher ist, dass die Hessen nicht erst seit Karl dem Großen alkoholischen Getränken gegenüber aufgeschlossen waren. Schon die alten Germanen bereiteten sich weinartige Getränke aus Äpfeln, und die Römer machten dann den Wein und seine Kultivierung auch am Rhein bekannt. Die große Zeit des Apfelweins begann mit dem Niedergang des Weines in Deutschland. Als der Frankfurter Stadtrat um 1501 die Neuanlage von Weinbergen verbot, was gleichzeitig das Angebot verknappte wie den Wein verteuerte, kamen findige Geister auf den Apfel. 1648 erhielt ein Sachsenhäuser Gärtner die erste offizielle Schankerlaubnis für »Äbbelwoi«. Mit einem grünen Kranz, den er vor sein Haus hängte, zeigte er an, dass hier »gezappt« werde. Nun war der Aufstieg unaufhaltsam, vor allem, als Kenner herausfanden, dass das »Stöffche« mit jedem Glas besser schmeckt. Der Volksmund hat seine gesundheitsfördernde Wirkung in einen ebenso einfachen wie treffenden Reim gefasst:

Es Stöffche is for alle gut
Es fegt de Maage, labt de Schnut,
Hilft gegen Rheuma, Podagra,
Heufieber, Gicht und Cholera.
Frühmorgens, mittags, abends emal
Bringt flotten Gang er ohne Qual.
Desweje is er so gesund.
So laut' der ärztliche Befund.

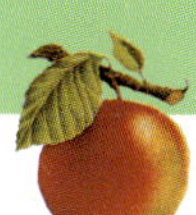

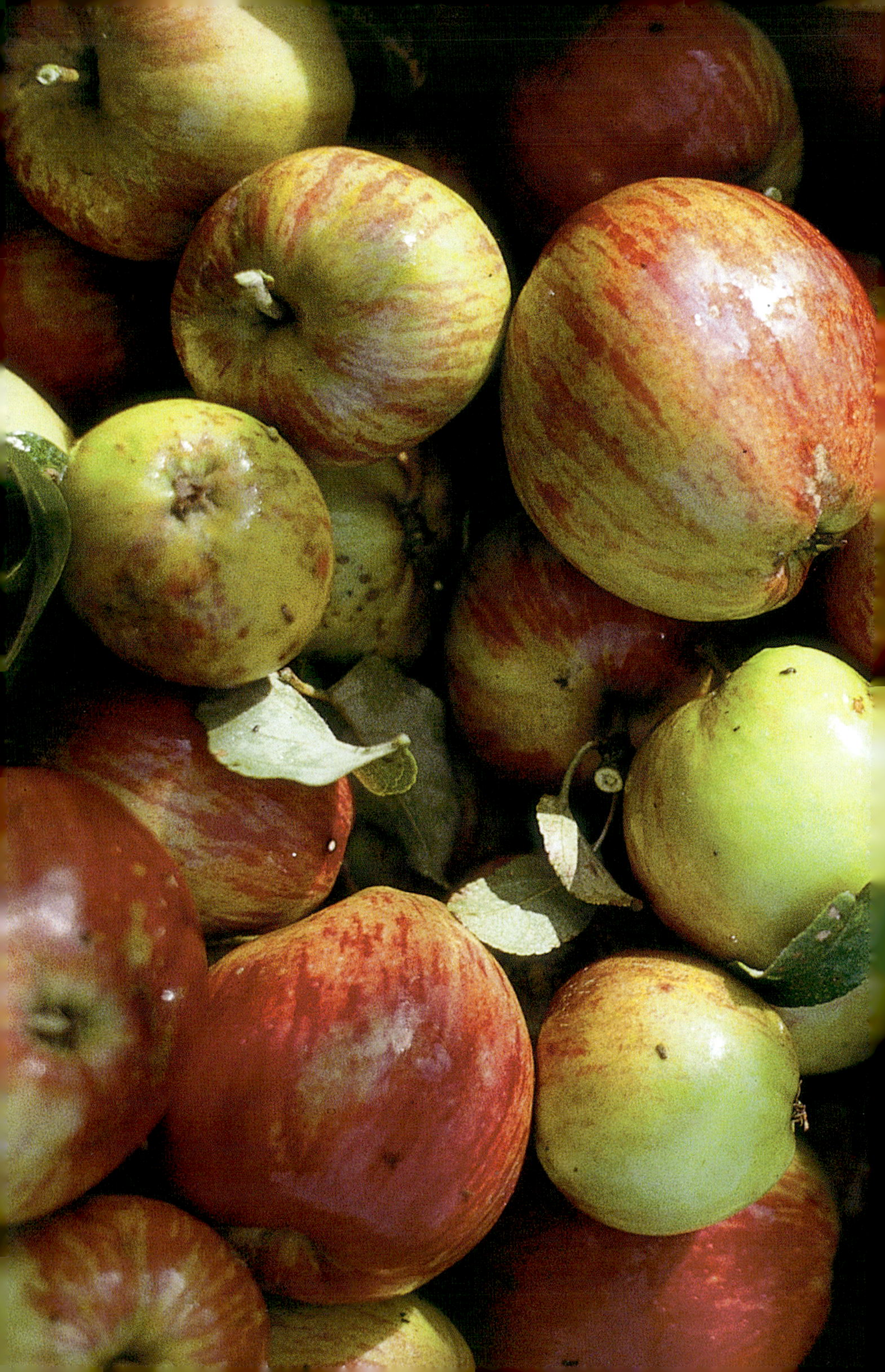

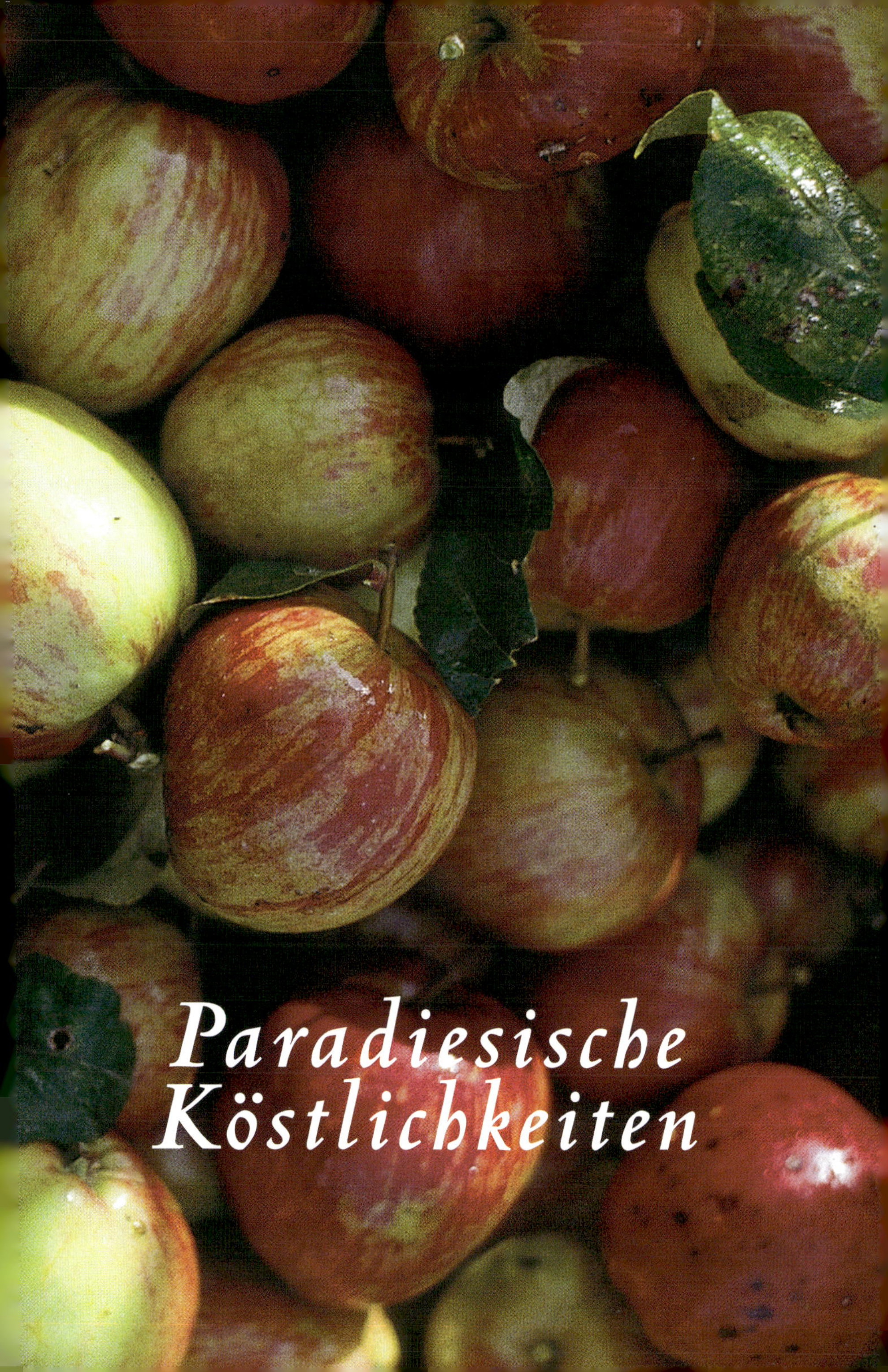
Paradiesische
Köstlichkeiten

Kochen und Backen mit Äpfeln

Ausgewählte Rezepte von Meister- und Hobbyköchen

Suppen, Vorspeisen, Salate

Bohnensuppe mit Äpfeln und Ingwer

2 mehlig kochende Kartoffeln • 2 cm Ingwerwurzel
3 kleine Dosen rote Bohnen • 1 l Gemüsebrühe
2 kleine säuerliche Äpfel • 1 grüne Paprikaschote
1 kleine rote Pfefferschote • 2 Tomaten
1 Zwiebel • Knoblauch • 1 EL Currypulver
1 EL Öl • 1 EL Apfelessig • Salz

Kartoffeln schälen und würfeln. Ingwer schälen und fein zerkleinern. Beides mit den abgetropften Bohnen in der Brühe aufkochen, bei schwacher Hitze 10 Minuten garen. Äpfel schälen, entkernen und klein würfeln. Paprika- und Pfefferschote waschen und in Streifen schneiden. 1 Esslöffel Paprikastreifen beiseite stellen. Tomaten, blanchieren, enthäuten und grob zerkleinern. Zwiebel und Knoblauch schälen und hacken. Alle Zutaten in einem Topf mit dem Currypulver in Öl bei mittlerer Hitze etwa 3 Minuten anbraten. Kartoffeln und Bohnen mit der Brühe zugeben, einmal aufkochen. Die Suppe pürieren und mit Salz und Essig abschmecken. Mit den übrigen Paprikastreifen in Suppentellern anrichten.

Apfel-Mostsuppe

500 g Äpfel (Jakob Lebel, Kanadarenette, Boskoop)
2 Schalotten • 50 g Butter • 120 g Zucker
½ l Apfelwein • ¾ l Geflügelfond • 1 Zimtstange
1 unbehandelte Zitrone • 1 EL Speisestärke • 250 ml Sahne
2 Scheiben Weißbrot, klein gewürfelt • Zimt

Äpfel waschen und in Stücke schneiden. Schalotten pellen, in Streifen schneiden und in Butter anschwitzen. Äpfel und Zucker hinzugeben und so lange dünsten, bis der Zucker leicht karamellisiert. Dann mit Apfelwein und Geflügelfond ablöschen und die Zimtstange und die Zitrone dazugeben. Bei schwacher Hitze weich kochen, abpassieren, die Suppe nochmals aufkochen und mit Speisestärke binden. Vor dem Servieren die Suppe und die geschlagene Sahne mit einem Stabmixer aufmixen. Abschließend mit Weißbrotwürfeln servieren, die in Butter, Zimt und Zucker geröstet wurden.

(Manfred Lang, »Romantik Hotel Residenz am See«, Meersburg/Bodensee)

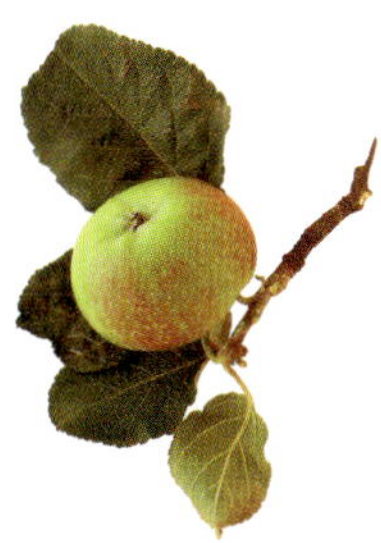

Apfel-Holunderbeersuppe

(Bild)

400 g Holunderbeeren • 1 l Wasser
250 g Apfelscheiben vom Cox Orange
Schale einer halben, unbehandelten Zitrone
1 Stück Stangenzimt • 25 g Vanillepuddingpulver
50 g Zucker • Saft einer halben Zitrone

Holunderbeeren waschen und mit einer Gabel vom Stiel abstreifen. Im Wasser ca. 10 Minuten kochen und dann durch ein Tuch drücken. In dem Saft die Apfelscheiben mit der Zitronenschale und dem Stangenzimt garen. Zimt und Zitronenschale entfernen, Flüssigkeit mit Vanillepuddingpulver abziehen und mit Zucker und Zitronensaft abschmecken. Mit Grießnocken kalt oder warm servieren.

(Frank Müller, Restaurant »Ollanner Buurnhuus«, Jork/Altes Land)

Tipp

In der beerenlosen Zeit verwenden Sie anstelle der Holunderbeeren 600 ml reinen, hochwertigen Holunderbeersaft und fügen nur 700 ml Wasser hinzu.

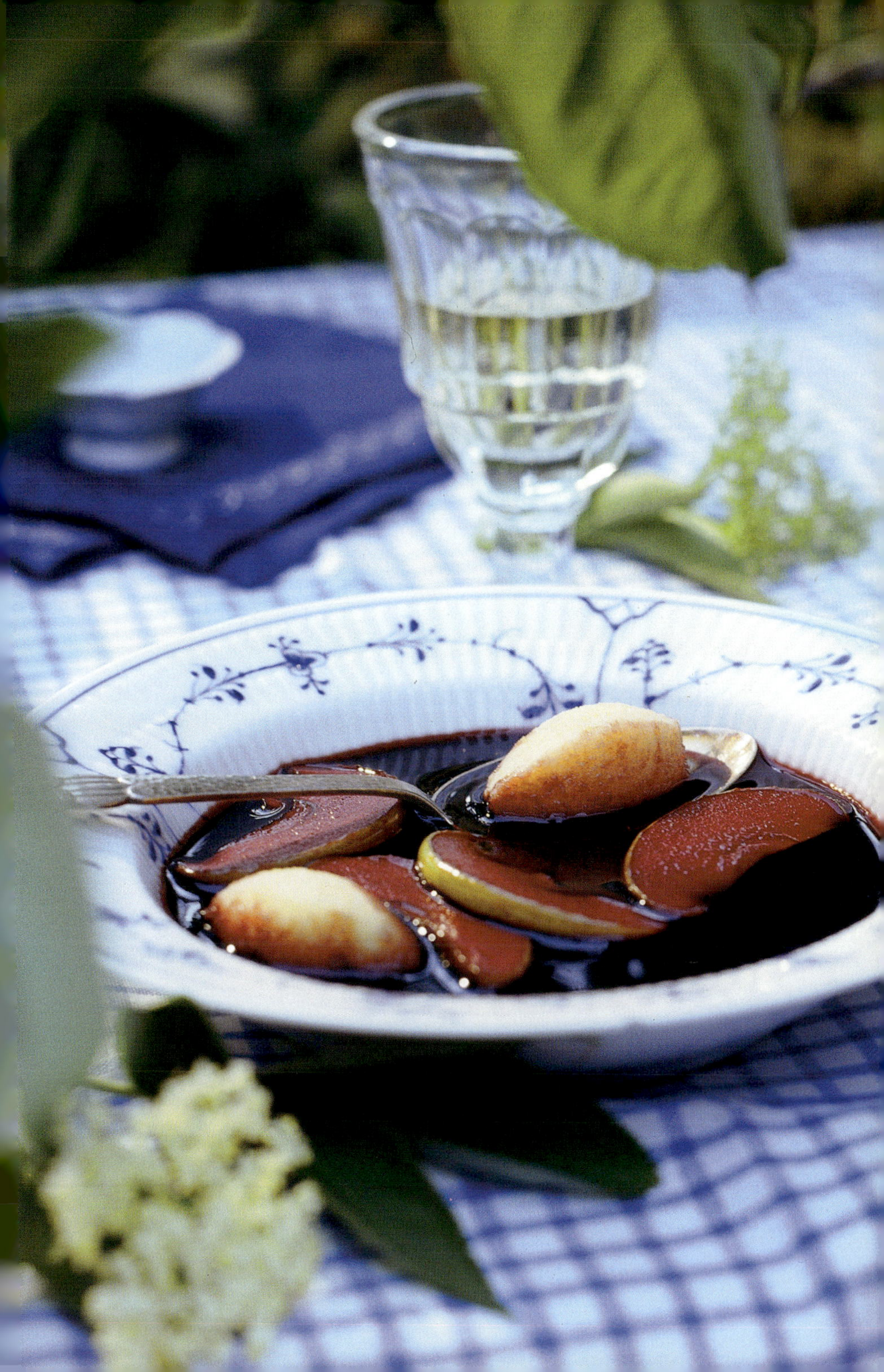

Apfel-Curryrahmsuppe

500 g Lauch • 25 g Butter
4 nicht zu säuerliche Äpfel
50 g frische Ingwerwurzel, gerieben
2–3 EL mildes Currypulver
1 l Lamm- oder Gemüsebrühe • 250 ml Sahne
Salz • schwarzer Pfeffer aus der Mühle • Muskat
1 Apfel für die Einlage • Zitronensaft
Hühner- oder Lammleber nach Belieben

Den geputzten, klein geschnittenen Lauch in Butter anschwitzen; die geschälten, vom Kerngehäuse befreiten Äpfel in Stücke schneiden und zusammen mit dem Ingwer hinzufügen. Das Currypulver darüberstreuen, mit der Brühe ablöschen, zum Kochen bringen und so lange köcheln lassen, bis der Lauch gar ist. Sahne zufügen, die Suppe mit dem Pürierstab pürieren und mit Salz, Pfeffer und Muskat kräftig würzen. Für die Einlage den Apfel schälen und runde Apfelperlen ausstechen bzw. kleine Würfel schneiden. Mit Zitronensaft beträufeln, damit sie nicht braun werden. Die Leber in schmale Streifen schneiden und kurz in Butter anbraten. Die Suppe auf Teller verteilen und jeweils etwas von der Einlage in die Mitte geben.

(Michael Ruhnau, Bülstedt/Niedersachsen)

Apfelkaltschale mit Pistazienklößchen

4 mittelgroße Äpfel • ¼ l halbtrockener Weißwein
½ l Wasser • 1 Zweig Zitronenmelisse
Saft von 1 Zitrone • 30–40 g Zucker
200 g Doppelrahm-Frischkäse • 1 EL Vanillezucker
1 EL Orangenlikör • etwas abgeriebene Orangenschale
25 g gehackte Pistazien

Äpfel schälen, entkernen, halbieren und in dünne Spalten schneiden. Mit Wein, Wasser, Zitronenmelisse, Zitronensaft und Zucker in einem Topf gar kochen. Währenddessen für die Pistazienklößchen den Frischkäse mit den übrigen Zutaten gründlich vermischen und die Masse kalt stellen. Die Zitronenmelisse aus der Suppe fischen. Die Äpfel mit einem Stabmixer fein pürieren. Suppe kalt stellen. Auf tiefe Teller verteilen. Aus der Pistazienmasse mit zwei Löffeln kleine Klößchen formen und auf der Suppe anrichten.

Tipp

Für die Kaltschale sollten Sie unbedingt eine aromatische Apfelsorte wählen. Es eignen sich Cox Orange, Boskoop und Elstar.

Apfeltrester-Zwiebelsuppe

4–5 mittelgroße Zwiebeln • 50 g Butter oder Margarine
50 g gemahlener Apfeltrester (getrocknetes
Apfelfruchtfleisch, das bei der Apfelsaft- und
Weinherstellung übrig bleibt) • 2 EL Mehl
½ l naturtrüber Apfelsaft • ½ l Wasser oder Gemüsebrühe
Salz • Pfeffer • 200 ml Sahne • Zucker

Zwiebeln schälen und in Streifen schneiden, Butter in einem Topf erhitzen, Zwiebeln in den Topf geben und andünsten, mit Apfeltrester und Mehl bestäuben und leicht rösten. Danach mit Apfelsaft und Brühe oder Wasser aufgießen, aufkochen lassen. Mit den Gewürzen kräftig abschmecken. Kurz vor dem Servieren die Sahne zugeben und die Suppe nochmals aufkochen. Dazu passen in Butter geröstete Holzofen-Brotwürfel.

(Heribert Heuring, Gasthof »Zur Krone«, Ehrenberg-Seiferts/Rhön)

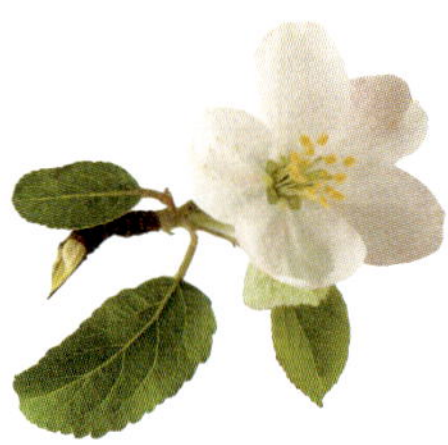

Kartoffel-Lauchcremesuppe mit Äpfeln und Speckwürfeln

300 g geschälte Kartoffeln • 1 l Rinderkraftbrühe
¼ l flüssige Sahne • 100 g Speck
1 Stange Lauch • 3–4 Äpfel (Cox Orange)
Salz • Pfeffer aus der Mühle • Muskat
1 Knoblauchzehe, durchgepresst • Majoran

Kartoffeln fein gewürfelt in einen Kochtopf geben, mit der Brühe angießen und garen. Die Sahne hinzugießen. Im Mixer pürieren und in den Kochtopf zurückgeben. Den Speck fein würfeln, in der Pfanne kross braten und ohne das ausgelassene Fett in die Suppe geben. Lauch längs halbieren, gründlich waschen, quer in feine Streifen schneiden und in die Suppe geben. Äpfel schälen, Kerngehäuse entfernen, in feine Würfel schneiden und ebenfalls hinzugeben. Mit Salz, Pfeffer, Muskat, Knoblauch und Majoran abschmecken und anrichten.

(Stephan Gütlich, Restaurant »Alte Klostermühle«
im Schloss Arnsburg/Hessen)

Herzhafte Apfel-Kürbissuppe

(Bild)

250 g Zwiebeln • 2 EL Öl • 150 ml Wasser
500 g Kürbis • 250 g Äpfel • 1 l Hühnerbrühe
Zitronensaft • Currypulver • Sahne

Zwiebeln würfeln und in Öl glasig dünsten, mit Wasser ablöschen. Kürbis und Äpfel gewürfelt hinzufügen, weich kochen und pürieren. Mit der Hühnerbrühe bis zur gewünschten Konsistenz auffüllen. Mit Zitronensaft und Currypulver würzen, mit Sahne verfeinern.

(Erika Kühl, Sattenfelde/Holstein)

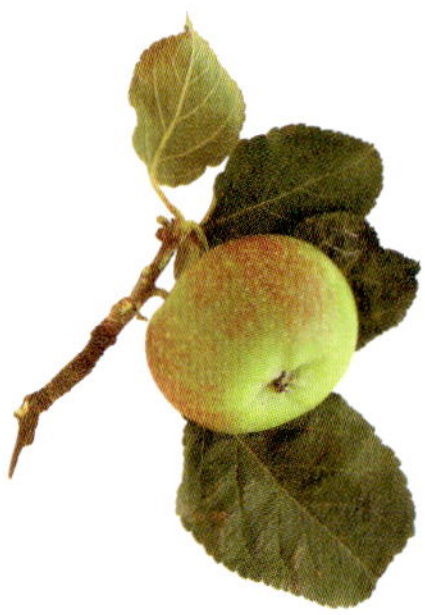

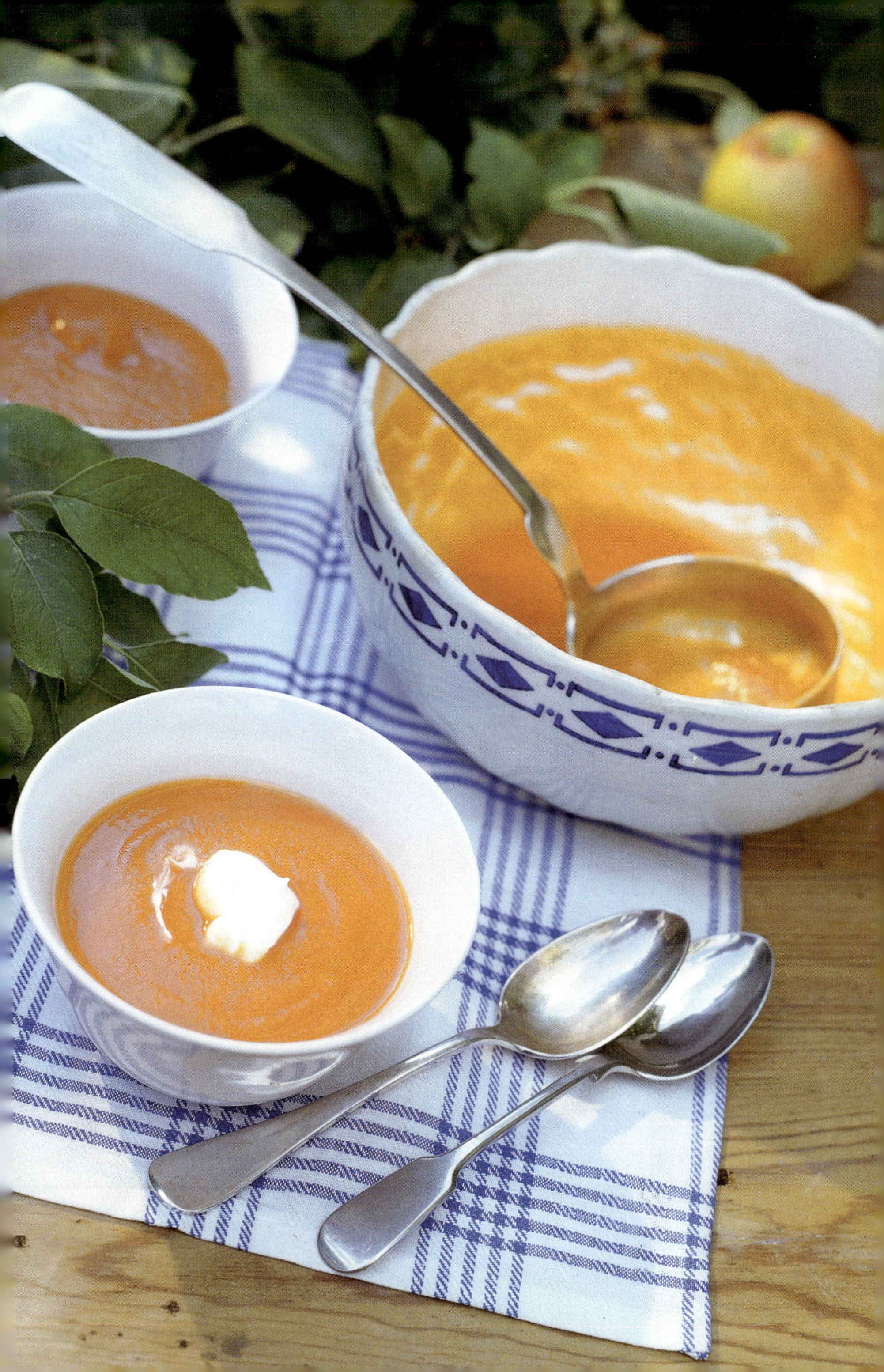

Matjestatar mit Apfelscheiben

1 kleiner Apfel • 1 Fleischtomate • 1 kleine Zwiebel
1 mittelgroße Essiggurke • 2 zarte Matjesfilets
1 TL gehackter Dill • 1 EL Salatmayonnaise
schwarzer Pfeffer aus der Mühle
1 großer säuerlicher Apfel • Dillzweige

Den kleinen Apfel schälen, halbieren und entkernen. Tomate kurz blanchieren, enthäuten, Stengelansätze und Kerne entfernen. Apfel, Tomate, enthäutete Zwiebel und Essiggurke würfeln. Matjesfilets mit einem breiten Messer fein wiegen. Mit den klein geschnittenen Zutaten und dem Dill vermischen. Die Mayonnaise unterrühren. Mit Pfeffer abschmecken. Den großen Apfel schälen, das Kerngehäuse ausstechen und in vier 1 cm dicke Scheiben schneiden. Auf jede Scheibe einen Esslöffel Matjestatar setzen und mit einem Dillzweig auf einem Teller anrichten.

Tipp

Am besten schmeckt das Tatar natürlich mit frischem Matjes – je zarter die Filets, umso feiner das Tatar. Man kann das Tatar auch auf Vollkornbrot anrichten.

Bunter Salat mit Apfelstreifen und Rosinen

2 dl Weißwein • 1 dl Wasser • 1 dl Apfelessig
2 Äpfel (Holsteiner Cox)
100 g ungeschwefelte Rosinen • Rum • Zucker
Blattsalat der Saison (Kopfsalat, Feldsalat, Lollo-Rosso, Eichblattsalat)
Sonnenblumenöl

Weißwein, Wasser und Apfelessig mischen, Äpfel in Spalten schneiden und in der Mischung durchziehen lassen. Rosinen in Rum und Zucker marinieren. Salat verlesen, waschen und trocken schleudern, Apfelspalten unter den Salat mischen. Aus der Marinade mit Öl eine Salatsoße mischen, Salat anmachen und mit Rumrosinen bestreuen.

(Gerd Popow, »Stoof Mudders Kroog«, Ehestorf/Niederelbe)

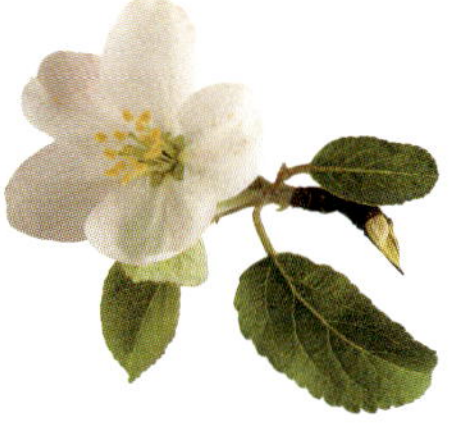

Apfel-Leberpastete

(Bild)

3 kleine Äpfel (Cox Orange) • 200 ml Apfelwein
350 g grobe Leberwurst (Hausmacher vom Metzger)
20 g gehackte Kräuter • Salz • Pfeffer
3 cl Apfelkorn • 9 Blatt Gelatine • 2 EL Apfelgelee

Zwei Äpfel schälen, fein würfeln und kurz in Apfelwein blanchieren. Leberwurst in eine Schüssel geben, gehackte Kräuter und Apfelwürfel hinzugeben und vorsichtig vermengen. Den dritten Apfel schälen, in feine Spalten schneiden und ebenfalls blanchieren. Die Leberwurst mit Salz, Pfeffer aus der Mühle und Apfelkorn abschmecken. Die in kaltem Wasser eingeweichte Gelatine ausdrücken, in den noch warmen Apfelwein geben und nochmals aufkochen. Eine schöne Terrinenform befeuchten, mit Folie auslegen und Wasser aufgießen. Folie glatt ziehen und Wasser abschütten. Den Boden mit etwas geliertem Apfelwein ausgießen, erstarren lassen und mit Apfelspalten belegen. Den restlichen Apfelwein in die Leberwurstmasse geben und damit die Form auffüllen. Mindestens zwei Stunden im Kühlschrank kalt stellen, stürzen, mit Salatbukett anrichten und mit Bauernbrot servieren.

(Stephan Gütlich, Restaurant »Alte Klostermühle« im Kloster Arnsburg/Hessen)

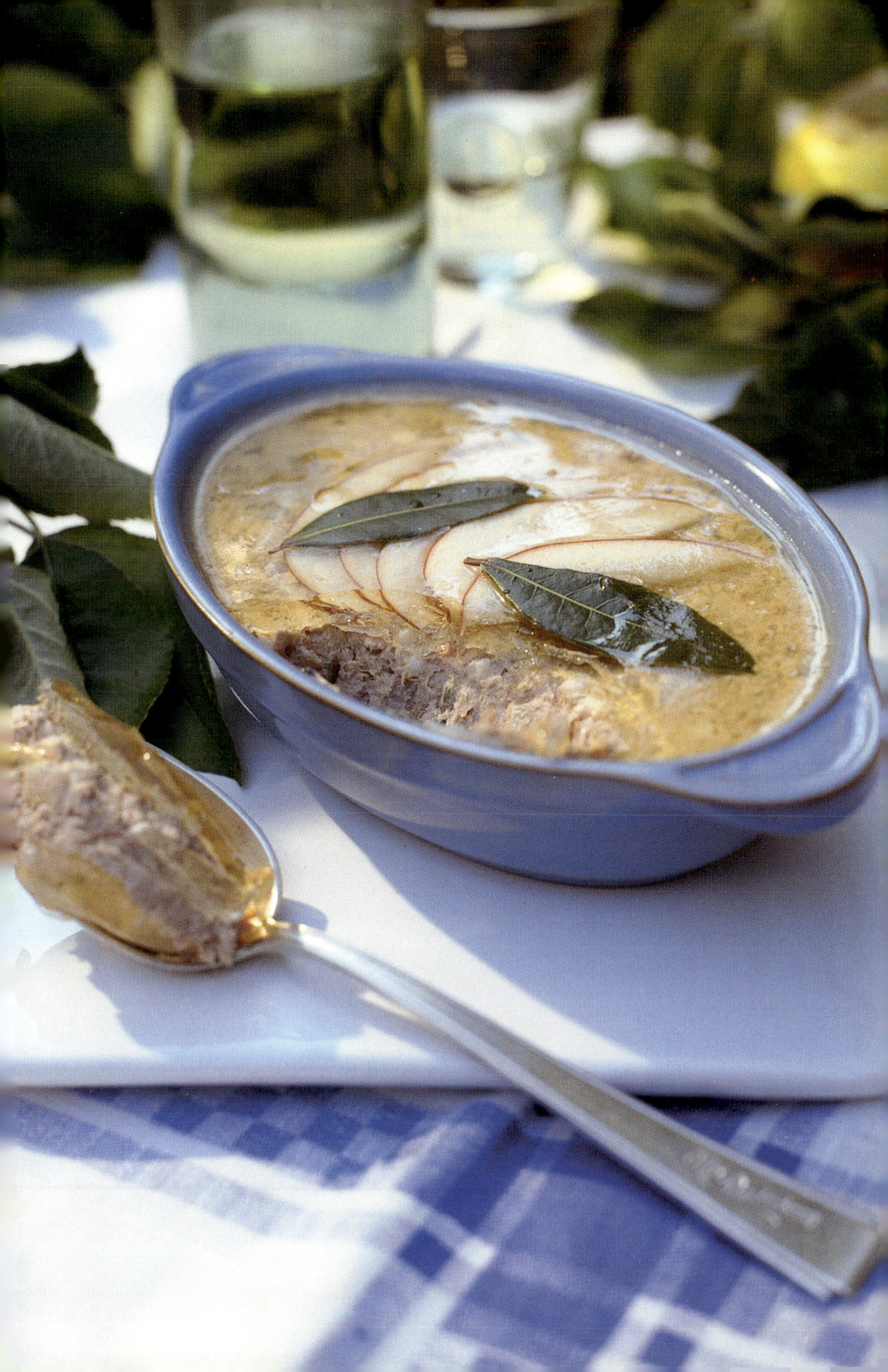

Blattsalate mit Apfel-Kräuterdressing und frischem Meerrettich

Blattsalate nach Saison • 1 Bund glatte Petersilie
1 Bund Dill • 1 Bund Schnittlauch • 1 TL Senf
⅛ l Öl • 2 Äpfel • Salz • Pfeffer • Zucker
3 EL Essig • frischer Meerrettich

Salate putzen, waschen, auf einem Sieb abtropfen lassen. Kräuter waschen, Blattpetersilie zupfen, Dill in kleine Sträußchen, Schnittlauch in kleine Röllchen schneiden. Senf mit dem Öl glatt rühren. Gewaschene, geschälte und entkernte Äpfel reiben und dazugeben. Mit Salz, Pfeffer, Zucker und etwas Essig sowie den gehackten Kräutern abschmecken und mischen. Frischen Meerrettich waschen, schälen und reiben. Salat mit Dressing marinieren, auf Tellern anrichten, mit Blattpetersilie, Dillsträußchen und Schnittlauchringen garnieren und geriebenem Meerrettich bestreuen.

(Stephan Gütlich, Restaurant »Alte Klostermühle«, im Kloster Arnsberg/Hessen)

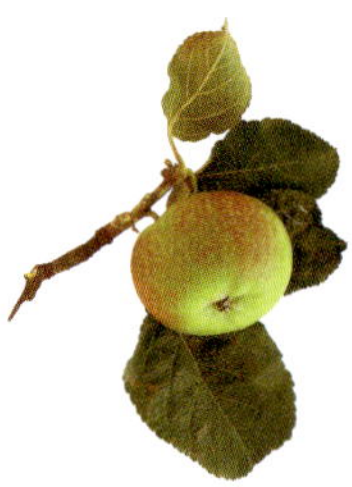

Sauerkrautsalat »Winzerin«

300 g rohes Sauerkraut • 2 mittelgroße, rote Äpfel
200 g blaue Trauben

Für die Marinade:
1–2 EL Weißweinessig • 1 EL Ahornsirup
4 EL Weißwein • 2 EL ÖL
schwarzer Pfeffer aus der Mühle • Salz

Sauerkraut klein schneiden. Apfel waschen, vierteln, entkernen und in dünne Scheiben schneiden. Trauben waschen, halbieren und (falls nötig) entkernen. Alle Zutaten in einer Schüssel vermischen. Für die Marinade Essig, Ahornsirup, Weißwein, Salz und Pfeffer miteinander verrühren und nach und nach unter weiterem Rühren das Öl hinzugießen. Über die Salatzutaten gießen und kräftig durchmischen. Mindestens 30 Minuten durchziehen lassen.

(Gerd Popow, »Stoof Mudders Kroog«, Ehestorf/Niederelbe)

Tipp

Sauerkraut enthält viele Ballaststoffe, ist reich an Vitamin C und hat nur 25 kcal pro 100 g. Zusammen mit den Äpfeln und Trauben ergibt dies eine rundum gesunde Vorspeise.

Pikanter Waldorfsalat

3 EL Crème fraîche • 3 EL Jogurt
5 EL Zitronensaft • Salz • Pfeffer aus der Mühle
1 Prise Cayennepfeffer • 1 Msp. Honig
1 Prise gemahlener Ingwer • 4 säuerliche Äpfel
300 g Knollensellerie • 3 EL geschlagene Sahne
80 g ganze Walnüsse

In einer Schüssel Crème fraîche und Jogurt mit 3 Esslöffeln Zitronensaft, Salz, Pfeffer und Cayennepfeffer zu einem Dressing verrühren. In einem tiefen Teller 2 Esslöffel Zitronensaft mit Honig und Ingwer verrühren. Sellerie und Äpfel schälen. Die Äpfel halbieren, Kerngehäuse und Stiele herausschneiden. Den Sellerie und die Äpfel in dünne Scheiben schneiden. Die Scheiben von 2 Äpfeln in der Zitronensaft-Honig-Ingwer-Mischung wenden. Die übrigen Apfel- und Selleriescheiben in schmale Streifen schneiden und unter das Dressing mischen. Die geschlagene Sahne ebenfalls unter den Salat mischen. Die Walnüsse in einer Pfanne ohne Fett unter Rühren leicht anrösten und erkalten lassen. Die leicht abgetropften, marinierten Apfelscheiben auf 4 Tellern auslegen, darauf eine Portion Waldorfsalat anrichten und mit Walnüssen bestreuen. Mit knusprigem Toastbrot servieren.

Hauptgerichte

Thunfischsteak mit geschmorten Äpfeln

4 Thunfischsteaks (à 200 g)
Salz • weißer Pfeffer aus der Mühle
schwarzer Pfeffer geschrotet • Saft von 1 Zitrone
4 mittelgroße, aromatische Äpfel • 20 g Butter
1 TL Zucker • 1 Msp. Safran • 1 Msp. Cayennepfeffer
1 Zweig Thymian • ⅛ l Cidre • 2 EL Öl

Thunfischsteaks waschen, trocken tupfen, mit Salz und Pfeffer würzen und mit Zitronensaft beträufeln. Äpfel schälen, halbieren, entkernen und in Spalten schneiden. Butter in einer Kasserolle erhitzen, den Zucker darin karamelisieren lassen. Äpfel hinzufügen. Mit Pfeffer, Salz, Safran, Cayennepfeffer und Thymianblättchen würzen. Mit Cidre aufgießen und zugedeckt 6 bis 8 Minuten weich kochen. Öl in einer Pfanne erhitzen und die Thunfischsteaks von beiden Seiten je 3 bis 4 Minuten goldbraun braten. Auf eine vorgewärmte Platte legen und die geschmorten Äpfel dazu anrichten.

Tipp

Die passende Beilage für dieses Gericht sind Vollkornnudeln. Dazu schmeckt ein Glas Cidre.

Mit Äpfeln gespicktes Zanderfilet

(Bild)

2 Schalotten • 2 EL Butter • 200 ml Riesling
500 ml Fischfond • 100 ml Sahne
200 g Crème fraîche • Kartoffelstärke
Salz • Pfeffer • 1 Spritzer Tabasco • 2 cl Ouzo
1 großer Finkenwerder Herbstprinz
4 Zandermittelstücke, je 120 g • Mehl

Für die Soße Schalotten in sehr feine Würfel schneiden. Mit 1 EL Butter in einem Topf glasig schwitzen. Weißwein und Fischfond hinzugeben. Bei milder Hitze bis auf die Hälfte einkochen. Sahne und Crème fraîche zufügen und leicht ziehen lassen. Mit der in etwas Wasser aufgelösten Kartoffelstärke binden. Mit Salz, Tabasco und Ouzo abschmecken. Den Apfel schälen, das Kerngehäuse herausschneiden, vierteln und in kleine Spalten schneiden. Mit einem Messer kleine Taschen in die Fischfilets schneiden und die Apfelspalten vorsichtig hineinschieben. Anschließend die Filets salzen, in Mehl wenden und in einer Pfanne von beiden Seiten etwa fünf Minuten goldgelb braten.

(Harald Scholz, Restaurant »Herbstprinz«, Jork / Altes Land)

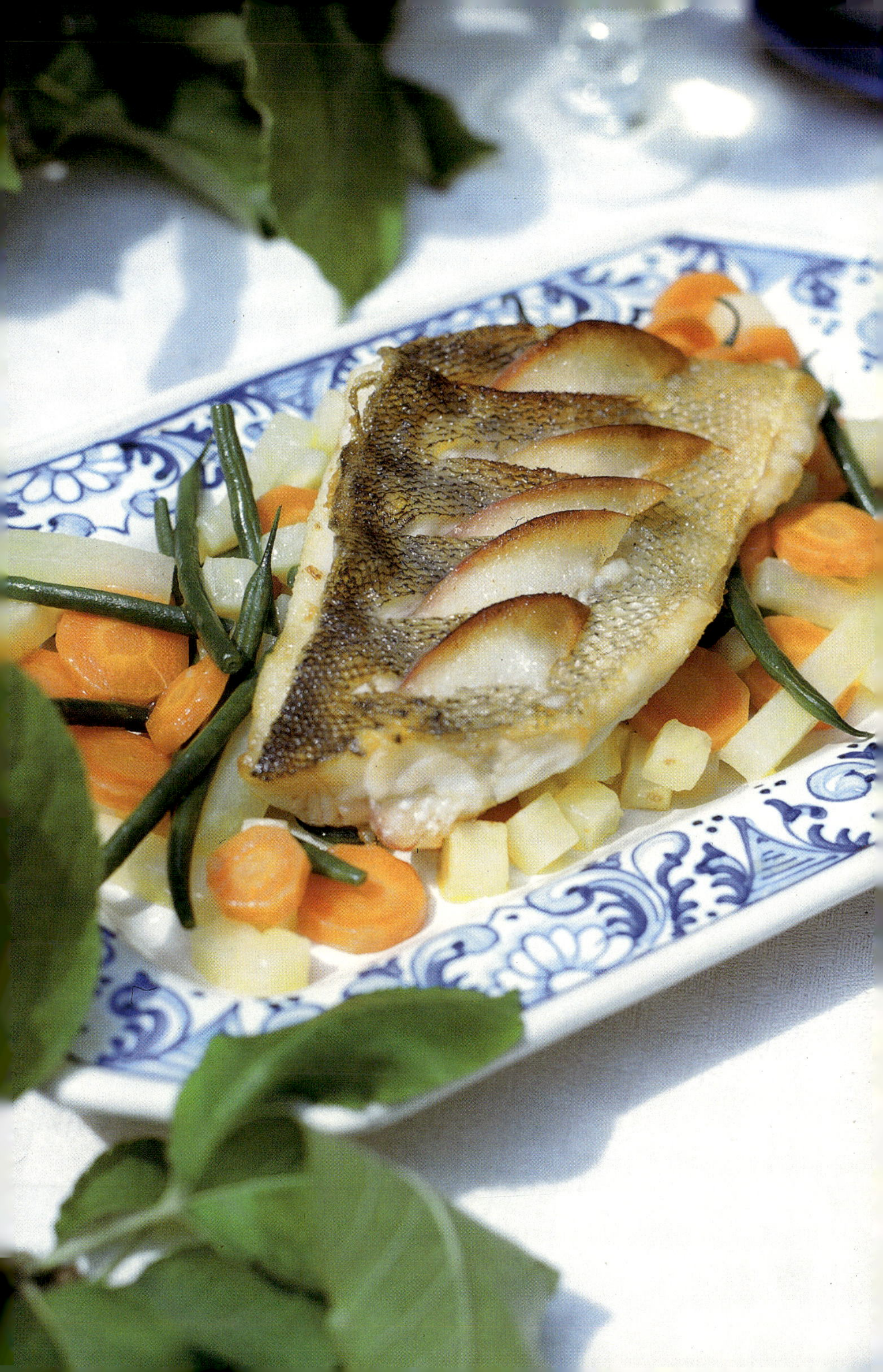

Schollenfilets mit Fenchel und Apfel-Dillsoße

1 Zitrone • 6 mittelgroße Seestermüher Zitronenäpfel
250 ml Weißwein • Zucker • 1 Bund Dill
4 kleine Fenchelknollen • 3 EL Butter
1 kg Schollenfilets • Mehl • 2 EL Öl
1 Bund Petersilie

Eine halbe Zitrone auspressen und die Hälfte des Saftes mit einer Tasse Wasser in einen Topf geben. Die Äpfel, bis auf einen, schälen, vierteln, entkernen, fein würfeln und in das Zitronenwasser geben. Auf kleiner Flamme weich kochen und durch ein Sieb streichen, mit Wein, Zucker und kleingeschnittenem Dill abschmecken, warm stellen. Fenchel putzen, quer in feine Streifen schneiden, in Salzwasser bissfest kochen und mit Butterflocken im Topf schwenken, ebenfalls warm halten. Den Fisch waschen, trocken tupfen und mit dem Rest des Zitronensaftes beträufeln, mit Mehl bestäuben und in einer Pfanne in heißem Öl braten. Den verbliebenen Apfel und die restliche Zitrone in Spalten schneiden und mit Dill als Garnitur für die Filets vorbereiten. Gemüse und Fisch auf Tellern anrichten und garnieren. Dazu Petersilienkartoffeln servieren.

(Gerd Popow, «Stoof Mudders Kroog«, Ehestorf/Niederelbe)

Kehdinger Reiterfleisch

1000 g gemischtes Rinder- und Schweinehackfleisch
300 g Zwiebeln • 150 g Gewürzgurken
2 EL Tomatenmark • Salz • Paprikapulver
Curry • Senf • 1 TL Meerrettich • 100 ml Sahne
100 g Schmant • 300 g Äpfel • Blätterteigpastete

Das Hackfleisch mit den in Würfeln geschnittenen Zwiebeln in etwas Öl anbraten, dann die Gewürzgurke in Streifen schneiden und dazugeben. Tomatenmark kurz mitschmoren, dann das Hackfleisch mit Salz, Paprika, Curry, Senf und Meerrettich würzen. Anschließend die Sahne und den Schmant dazugeben und vermischen. Kurz aufkochen lassen und zum Schluss die geschälten, in Scheiben geschnittenen Äpfel unterziehen. Das Fleisch in einer warmen Blätterteigpastete anrichten. Dazu einen jahreszeitlich passenden Salat servieren.

(Hartmut Meyer, »Kehdinger Landhotel«,
Drochtersen-Ritschermoor / Niederelbe)

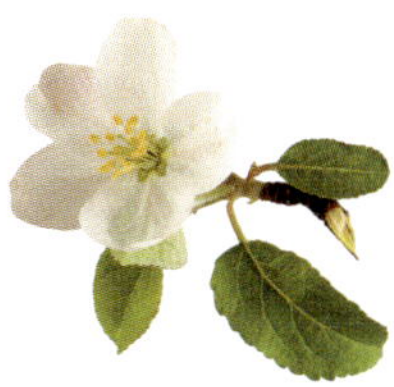

Lammleber in Holunder-Zwiebelsoße mit Apfel-Kartoffelpüree

8 mehlig kochende Kartoffeln
4 Äpfel (Boskoop, Ausbacher Rotapfel)
100 ml Apfelsaft • 50 ml heiße Milch • 50 ml Sahne
50 g Butter • 2 Zwiebeln • 150 ml Holundersaft
500 ml Lamm- oder Bratenfond • Salz • Zucker
800 g Lammleber • Pfeffer

Für das Püree Kartoffeln schälen, vierteln und in Salzwasser weich kochen. Äpfel schälen, Kerngehäuse entfernen und im Apfelsaft dünsten. Kochwasser von den Kartoffeln abschütten, gedünstete Äpfel und heiße Milch mit Sahne und Butter dazugeben und zu Püree zerstampfen. Für die Soße Zwiebeln in Streifen schneiden und in Butter glasig dünsten, mit dem Fond und Holundersaft ablöschen, auf die Hälfte einkochen und mit Salz und Zucker abschmecken. Lammleber schnetzeln, mit Salz und Pfeffer würzen und in etwas Fett sehr kurz rosa braten. Das Apfel-Kartoffelpüree in einen Spritzbeutel geben, auf einen großen Teller spritzen und mit der Holunder-Zwiebelsoße überziehen.

(Jürgen Krenzer, Gasthof »Zur Krone«, Ehrenberg-Seiferts/Rhön)

Sabines Kassler süß-sauer

750 g Kasslernacken oder Burgunderschinken
3 EL Öl • 2 große Zwiebeln • 2 saure Äpfel (Boskoop)
2 Gewürzgurken • 100 ml Apfelsaft
100 ml Schlagsahne • Sojasoße • Pfeffer

Kasslernacken oder Burgunderschinken ausgelöst in Stücke schneiden und in Öl anbraten. Zwiebeln pellen, Äpfel schälen, beide in Stücke schneiden und dazugeben. Gewürzgurken würfeln und auch dazugeben. Danach Apfelsaft, Schlagsahne, Sojasoße und Pfeffer hinzufügen.

(Sabine Karg, Kiel)

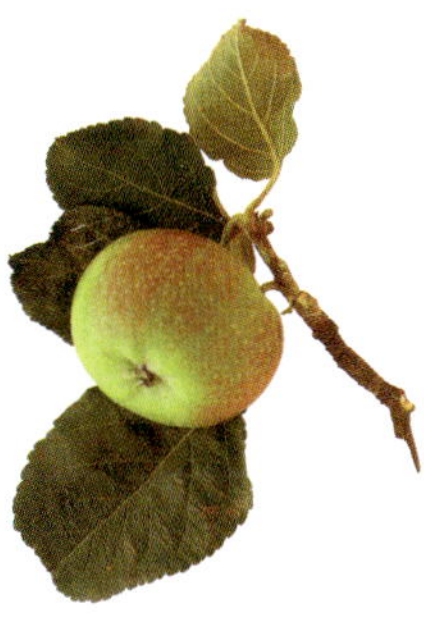

Überbackene Schweinelende auf Apfelbrandsoße

(Bild)

1 kg Gravensteiner • 30 g Butter
Salz • Pfeffer • 8 Schweinemedaillons à 75 g
100 g Preiselbeeren • 200 g geriebener Gouda
1 kleine Zwiebel • 2 cl Altländer Apfelbrand
⅛ l Sahne • 100 ml Bratenfond

Kerngehäuse ausstechen und die ungeschälten Äpfel in fingerdicke Ringe schneiden. Acht Ringe in Butter von beiden Seiten anbraten, dann auf Küchenkrepp legen. Die mit Salz und Pfeffer gewürzten Schweinemedaillons in der Butter auf jeder Seite ca. zwei Minuten anbraten. Auf ein Backblech legen, mit je einem Apfelring, einem kleinen Häufchen Preiselbeeren und dem geriebenem Gouda belegen. Etwa zehn Minuten in den auf 200 Grad vorgeheizten Backofen schieben. In der Medaillonpfanne die restlichen kleingeschnittenen Apfelringe und die gewürfelte Zwiebel anbraten. Mit dem Apfelbrand ablöschen und mit Sahne und Bratenfond auffüllen. Dazu Bratkartoffeln und Speckbohnen servieren.

(Frank Müller, Restaurant »Ollanner Buurnhuus«, Jork/Altes Land)

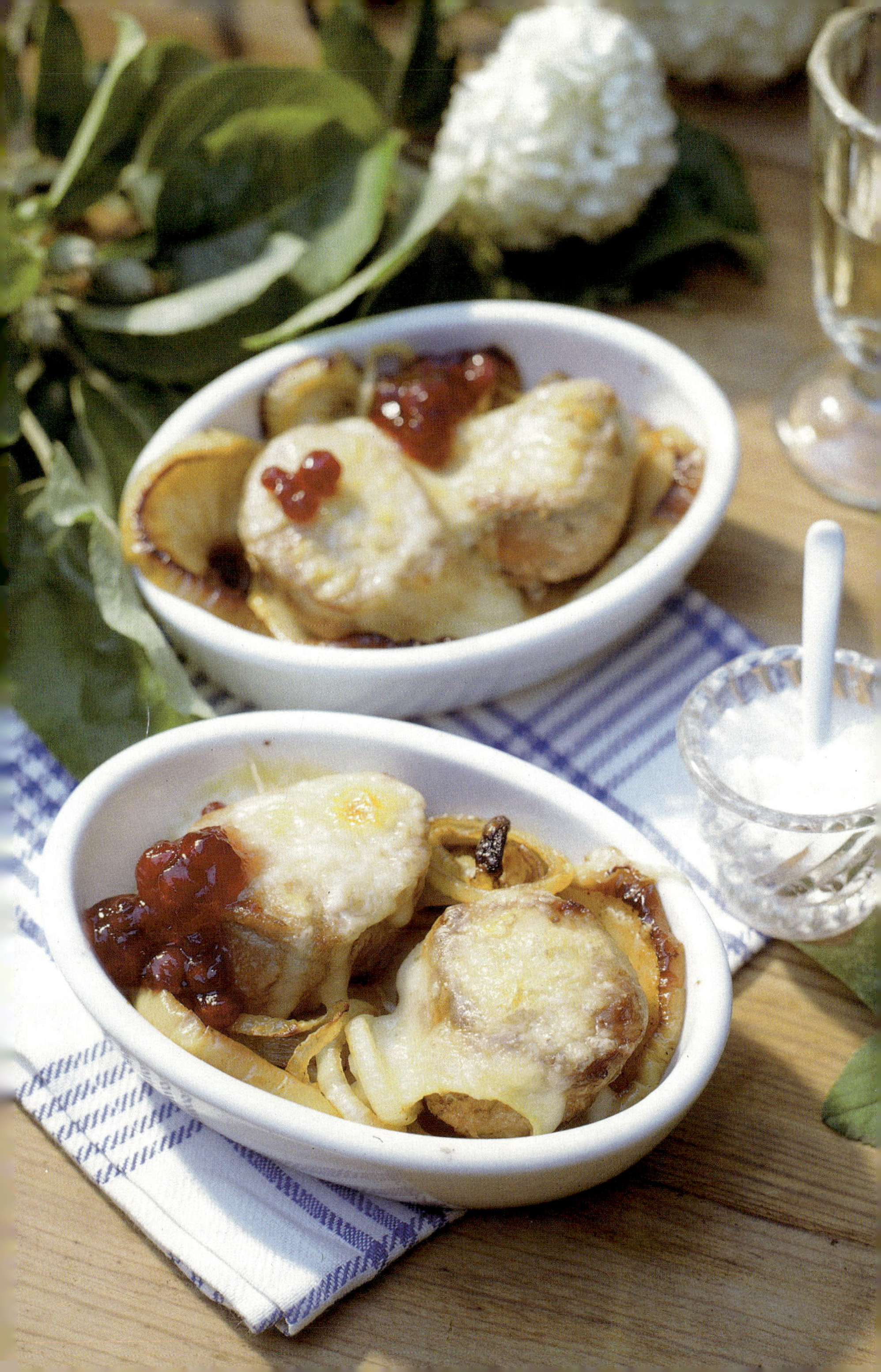

Apfel-Zwiebel-Gratin

500 g Äpfel • Saft einer Zitrone • 1 EL brauner Zucker
Zimt • 500 g Zwiebeln • Salz • Cayennepfeffer
4 EL Sahne • 4 EL Butter • 1 Tasse Semmelbrösel

Äpfel schälen, in dicke Scheiben schneiden und mit Zitronensaft, braunem Zucker und einer Prise Zimt vermischen. Die geschälten Zwiebeln in dünne Scheiben schneiden, kräftig salzen und mit Cayennepfeffer würzen. Backform mit Butter einfetten, Äpfel und Zwiebeln in dünnen Lagen einschichten, als letzte Lage Äpfel. Sahne darübergießen und Butter in Flöckchen daraufsetzen. Bei 200 Grad ca. 45 Minuten backen. Danach Semmelbrösel aufstreuen, mit Butterflöckchen belegen und noch 15 Minuten gratinieren.

(R. Wiermann, Münster/Westfalen)

Tipp

Eine herzhafte Variante: 300 g Äpfel, 300 g Zwiebeln und 300 g rohe Kartoffeln in Scheiben schneiden. 300 g geriebenen Käse zwischen die Schichten geben und alles 75 Minuten bei 200 Grad backen. Mit Käse und Butterflöckchen gratinieren.

Schweinebraten mit Apfelsoße

1,5 kg Schweinebraten • etwas Fett oder Öl
1 große Knoblauchzehe, durchgepresst
1–2 TL Kümmel • Salz
schwarzer Pfeffer aus der Mühle • 1 l Wasser
8 säuerliche Kochäpfel (Hasenkopf, Boskoop)
2 EL Honig

Backofen auf 190 Grad vorheizen. Schwarte einschneiden, Braten erst mit Knoblauch und Kümmel einreiben, dann mit Salz und Pfeffer. Das Fleisch in etwas Öl in einem schweren Schmortopf eine halbe Stunde mit der Schwarte nach unten anbraten. Braten umdrehen, mit seinem Fett bepinseln, die Äpfel schälen, entkernen, würfeln, um den Braten herum verteilen und mit dem Bratensaft begießen. Etwa 20 Minuten weitergaren. Äpfel herausnehmen und beiseite stellen, damit sie nicht anbrennen. Den Braten mit etwa der Hälfte des Wassers noch etwa 1½ Stunden im Ofen dünsten, bis er gar ist. Gelegentlich etwas Wasser nachfüllen. Die Äpfel mit dem Honig mischen und kurz vor dem Garwerden des Fleisches nochmals etwa 10 Minuten mitdünsten. Das Fleisch herausnehmen, die Äpfel in dem Bratensud pürieren, nach Geschmack würzen, evtl. Soße etwas strecken und binden. Als Beilage passen Salzkartoffeln oder Knödel.

(Karl Schneider, Mölln/Ostholstein)

Rindergulasch mit Obst

1 kg Hochrippe vom Freilandrind,
am besten vom Ochsen
3 EL Olivenöl • 1 große Zwiebel
2 Karotten • etwas Mehl
1 Gläschen Obstbrand (Zwetschgen oder Apfel)
400 g geschälte Dosentomaten
¾ l trockener Rotwein oder selbstgemachter Apfelmost
Salz • schwarzer Pfeffer • 1 Lorbeerblatt
Piment • 1 Stück Ingwer
4–6 süß-sauer eingelegte, feste Weinbergpfirsiche
250 g Dörrzwetschgen ohne Stein
250 g gedörrte Äpfel (Jakob Fischer oder Berlepsch)
Balsamicoessig

In einem schweren, gusseisernen Topf das Olivenöl erhitzen und darin das mundgerecht zerteilte Fleisch kräftig anbraten. Nicht zu viel auf einmal und nicht zu früh wenden, sonst zieht das Fleisch zuviel Saft. Zwiebel und Karotten kleingeschnitten zufügen, nicht dunkel werden lassen. Mit Mehl bestäuben, gut durchrühren und mit dem Obstbrand ablöschen. Verdampfen lassen, Wein (oder Most) und die Tomaten zugeben, sodass alles gut bedeckt ist. Salz, Pfeffer, Lorbeerblatt, zerstoßenen Piment sowie nach Wunsch Ingwer hinzufügen, Hitze reduzieren und das Ganze auf kleinster Flamme weiterschmoren. Inzwischen Pfirsiche, Dörrpflaumen und Dörräpfel grob zerkleinern. Das Gulasch sollte etwa zwei Stunden schmoren. Die Garzeit des Obstes hängt sehr vom seinem Wassergehalt ab. Äpfel und Zwetschgen sollen etwa eine halbe Stunde mitschmoren. Sind die Pfirsiche sehr weich, sollten sie erst kurz vor dem Servieren zugegeben werden. Anschließend mit etwas Balsamicoessig abschmecken, um die säuerliche Note zu betonen. Als Beilage passen sehr gut Kartoffelpuffer.

(Wolfgang Bräuniger, Wackernheim/Pfalz)

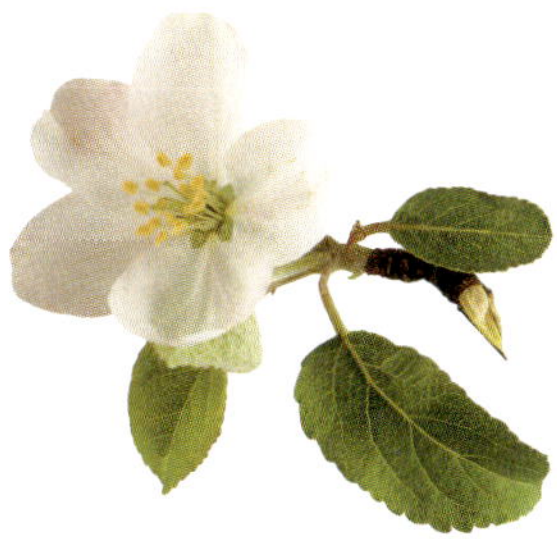

Geschmorte Entenkeulen mit Rosmarin, Honig und Äpfeln

4 Entenkeulen • Salz • Pfeffer
2 EL Butterschmalz • 2–3 Zweige Rosmarin
100 ml Rotwein • 2–3 EL Honig
2 große säuerliche Äpfel
(Boskoop, Horneburger Pfannkuchen)
etwas Speisestärke

Entenkeulen im Gelenk durchtrennen, mit Salz und Pfeffer würzen und in einem kleinen Bräter oder flachen Topf im Butterschmalz anbraten. Den Rosmarin hinzugeben und mit Rotwein ablöschen. Die Keulen mit der Haut nach oben legen und in den Backofen schieben. Heißluft 160 Grad, Garzeit ca. 90 Minuten. Von Zeit zu Zeit mit dem Fond begießen, evtl. etwas Wasser nachgießen. 10 Minuten vor Ende der Garzeit die Haut mit Honig bestreichen, dazu die geschälten und gewürfelten Äpfel in den Bräter geben. Sind die Keulen gar, aus dem Bräter nehmen und warm stellen. Die Rosmarinzweige entfernen und die Apfelsoße mit etwas Stärke binden. Die Entenkeulen wieder auf die Apfelsoße legen und zusammen gut erhitzen. Dazu passen Kartoffelklöße und Rotkohl.

(Klaus Cohrs, »Viebrocks Gasthaus«, Bliedersdorf-Hohebrügge/Niedersachsen)

Ente mit Apfelfüllung

(Bild Seite 137)

1 küchenfertige Ente (etwa 2,8 kg)
4 säuerliche Äpfel (Holsteiner Cox, Boskoop)
2 Zwiebeln • 2 Knoblauchzehen
50 ml Calvados oder Apfelsaft
Salz • Pfeffer • 3 EL Öl
1 TL gerebelter Majoran • 1 Lorbeerblatt
¼ l trockener Cidre oder Apfelsaft
400 ml Geflügelfond • Spießchen zum Verschließen

Die Ente außen und innen kalt abspülen, trocken tupfen, das Fett wegschneiden und die Ente mit Salz und Pfeffer einreiben. Öl in einem großen Bräter erhitzen, die Ente darin rundum knusprig anbraten. Danach die Ente aus dem Bräter nehmen und beiseite stellen. Den Ofen auf 180 Grad vorheizen. Für die Füllung die Äpfel schälen, vierteln, von den Kerngehäusen befreien und in Stücke schneiden. Die Zwiebeln und den Knoblauch schälen, beides fein hacken. Das überschüssige Fett aus dem Bräter gießen. Die Zwiebeln und den Knoblauch im verbliebenen Fett glasig braten, die Äpfel kurz mitbraten. Alles mit Calvados ablöschen, mit Salz, Pfeffer und Majoran würzen. Einen Teil dieser Mischung in die Ente füllen. Die Öffnung mit Holzspießchen schließen. Die Ente in den Bräter setzen, die restliche Apfel-Zwiebel-Mischung rundherum verteilen. Den Geflügelfond und den Cidre angießen. Das Lorbeerblatt und ¼ Teelöffel Salz zugeben. Die Ente offen im Backofen (Gas Stufe 2–3; Umluft 160 Grad) etwa 1½ Stunden garen und dabei immer wieder mit Bratenflüssigkeit begießen. Die Ente aus der Soße heben, tranchieren und warm stellen. Die Soße entfetten, mit Salz und Pfeffer abschmecken. Separat zur Ente reichen. Als Beilagen passen sehr gut Kroketten, aber auch Knödel.

Tipp

Sorgfältig entfettet, ist dieser knusprige Entenbraten auch der schlanken Linie zuträglich. Nehmen Sie möglichst eine frische Ente – Sie bekommen sie das ganze Jahr über.

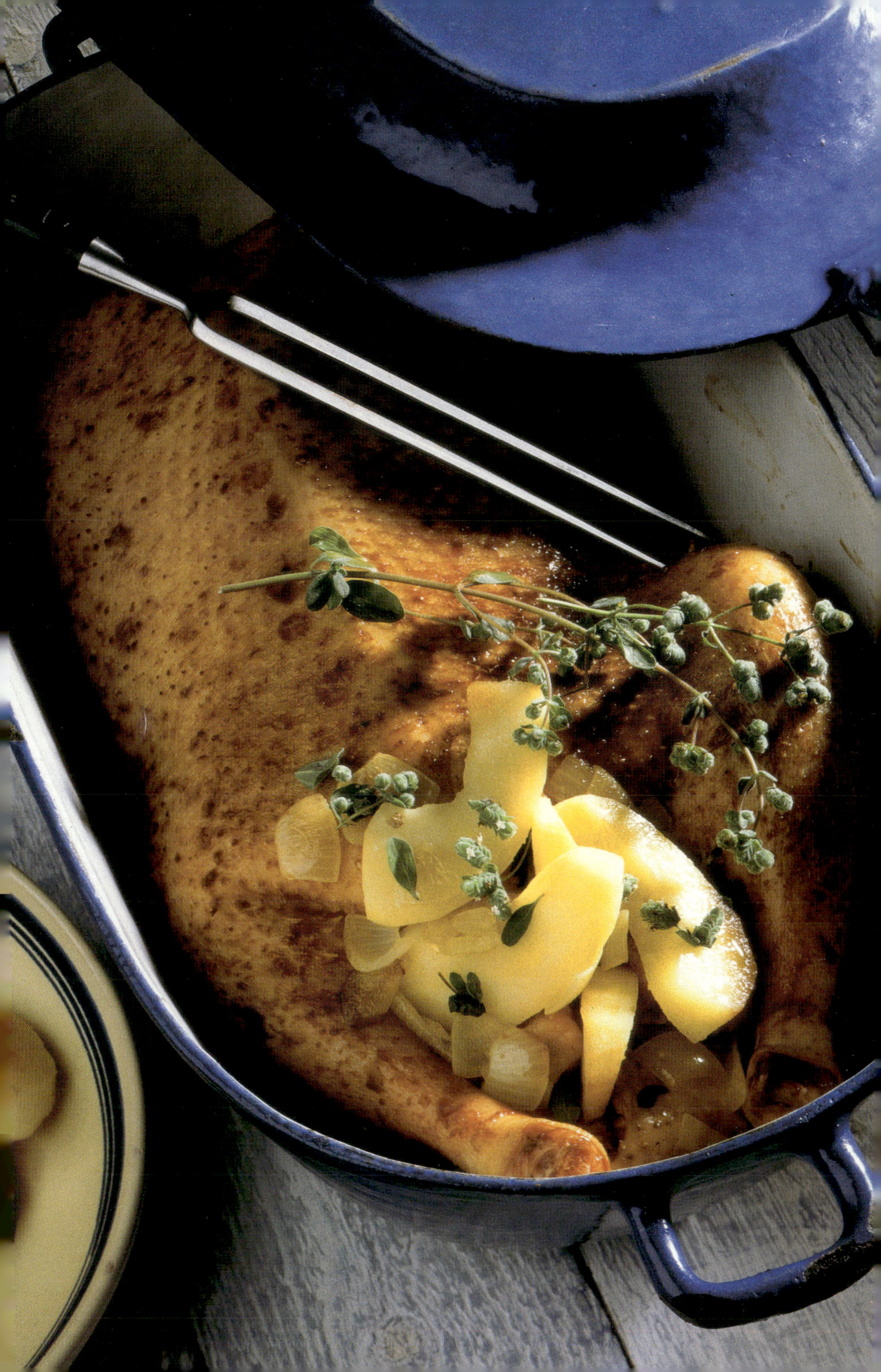

Desserts

Apfel-Quark-Auflauf

500 g Äpfel (Cox Orange, Boskoop)
500 g Quark • 65 g Butter • 3 Eier
abgeriebene Zitronenschale • 100 g Zucker
1 Päckchen Vanillezucker • 65 g Grieß
3 TL Backpulver • Zucker • Zimt

Äpfel schälen, entkernen und in feine Spalten schneiden. Quark, Butter, Eigelb, abgeriebene Zitronenschale, Zucker und Vanillezucker schaumig rühren. Grieß und Backpulver dazugeben, Eiweiß steifschlagen und mit den Apfelspalten unterheben. In eine feuerfeste Auflaufform füllen. Etwas Zucker und Zimt darüberstreuen und mit Butterflocken garnieren. Im vorgeheizten Backofen 45 Minuten bei 180 bis 200 Grad backen. Mit viel Vanillesauce reichen.

(R. Wiermann, Münster/Westfalen)

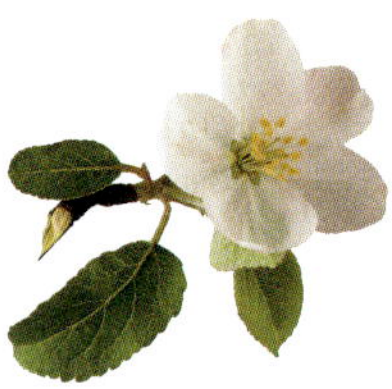

Apfelauflauf

500 g aromatische Äpfel • 4 cl Calvados
150 g Spekulatius • 100 g geröstete Haselnüsse
40 g Butter • Zucker • 1 Msp. Zimt

Äpfel schälen, vierteln, entkernen und in dünne Spalten schneiden. Mit Calvados marinieren. Spekulatius und Nüsse im Mixer fein hacken. Eine mikrowellengeeignete Auflaufform mit 20 g Butter einfetten und die Hälfte der Äpfel hineingeben. Mit der Hälfte der Brösel-Nuss-Mischung bestreuen. Darauf die restlichen Äpfel geben und darüber den Rest der Bröselmischung verteilen. Die restliche Butter in Flöcken darauf setzen. Zucker und Zimt vermischen und über den Auflauf streuen. In der Mikrowelle bei 600 Watt 6 bis 8 Minuten garen lassen. Kalt stellen und nach Belieben mit leicht geschlagener Sahne servieren.

Tipp

Die Oberfläche des Apfelauflaufs wird herrlich knusprig, wenn sie ihn 2 bis 3 Minuten im vorgeheizten Backofengrill überbacken.

Apfelbratkartoffeln

40 g Butter • 50 g Zucker • 1 kg Äpfel (Boskoop)
40 g Rosinen • Zimt • Saft einer halben Zitrone • Vanilleeis

Butter und Zucker in einer heißen, beschichteten Pfanne schmelzen. Die geschälten und vom Kerngehäuse befreiten Äpfel in 0,5 cm dicke Scheiben schneiden und in der Pfanne braten. Dann die Rosinen, etwas Zimt und den Saft der halben Zitrone zugeben. Die fertigen »Bratkartoffeln« auf einem Teller mit einer Kugel Vanilleeis anrichten.

(Frank Müller, Restaurant »Ollanner Buurnhuus« Jork/Altes Land)

Bratäpfel à la Dietmar

(Bild)

4 Äpfel (Boskoop)
50 g rote und schwarze Johannisbeeren
50 g Marzipan • 50 g zerkleinerte Walnüsse
20 g gehobelte Mandeln

Äpfeln das Kerngehäuse ausstechen, in eine gefettete Auflaufform setzen. Zutaten vermischen und die Äpfel damit füllen. Ca. 35 Minuten bei 200 Grad backen.

(Dietmar Cordes, Breinermoor/Ostfriesland)

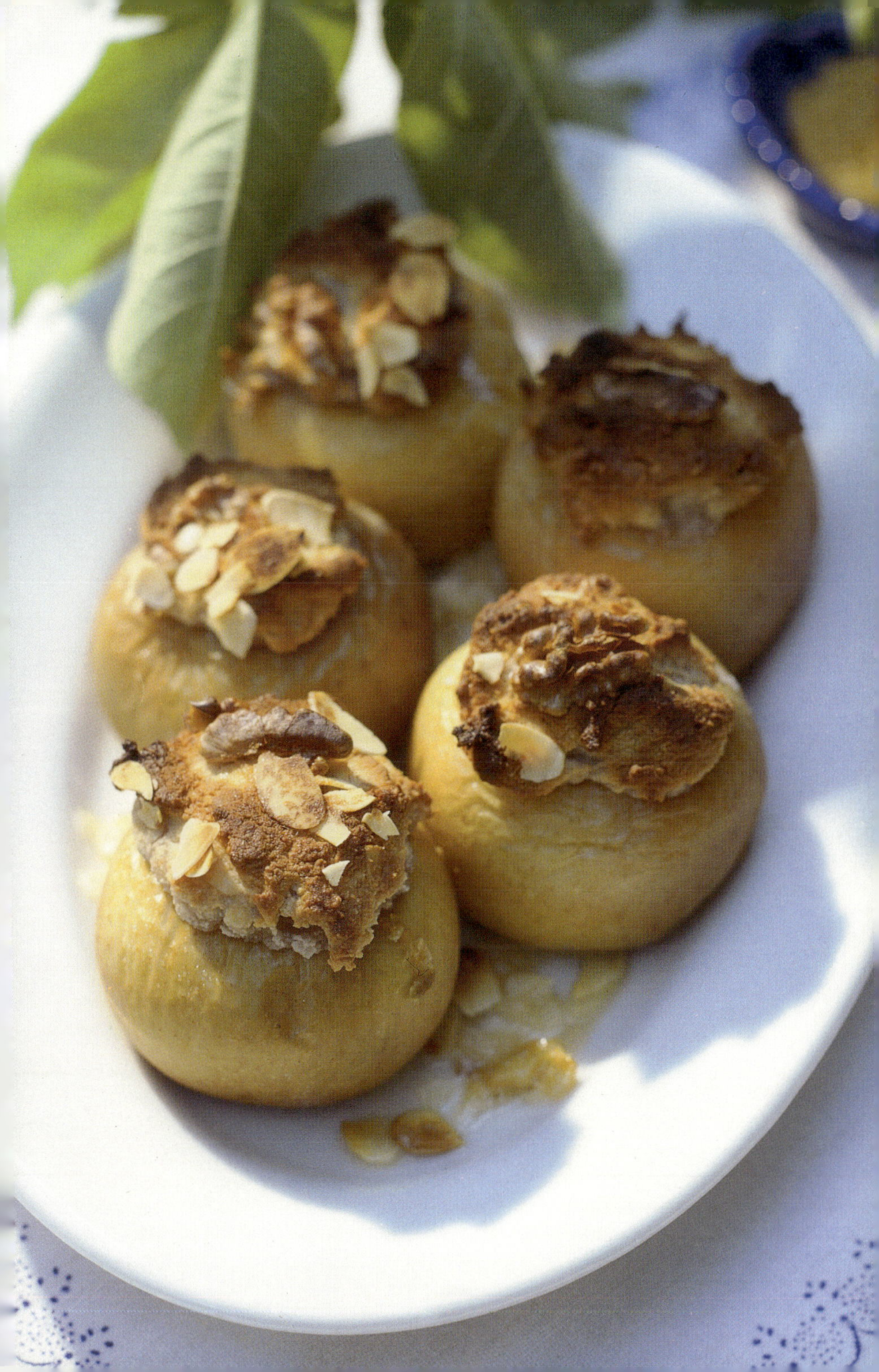

Apfel-Beignets

(Bild)

4–5 saure Äpfel • 250 g Mehl • 150 ml Bier
1 Prise Salz • Öl oder Fett • Puderzucker

Bierteig herstellen aus Bier, Mehl und etwas Salz. Äpfel schälen, entkernen und in Scheiben schneiden. In den Teig tauchen und in in sehr heißem Öl oder Fett in einem tiefen Topf goldgelb backen. Abtropfen lassen und mit Puderzucker bestreuen.

(Karel Kleijn, Hohenau/Bayern)

Apfelgratin René

4 reife, mürbe Äpfel • 1 gehäufter EL brauner Zucker
40 g Butter • 40 g Mandelblättchen • 2 EL Calvados

Eine Gratin- oder Auflaufform fetten. Die Äpfel schälen, entkernen, in Stücke schneiden und dann in die Form schichten. Mit Zucker bestreuen und mit Butterflöckchen belegen. Die Mandelblättchen darüberstreuen. Im vorgeheizten Backofen auf mittlerer Schiene bei 220 Grad 15 bis 20 Minuten backen. Mit Calvados beträufeln und heiß auftragen. Dazu geschlagene Sahne oder Vanilleeis servieren.

(Inge Kegler, Bremen)

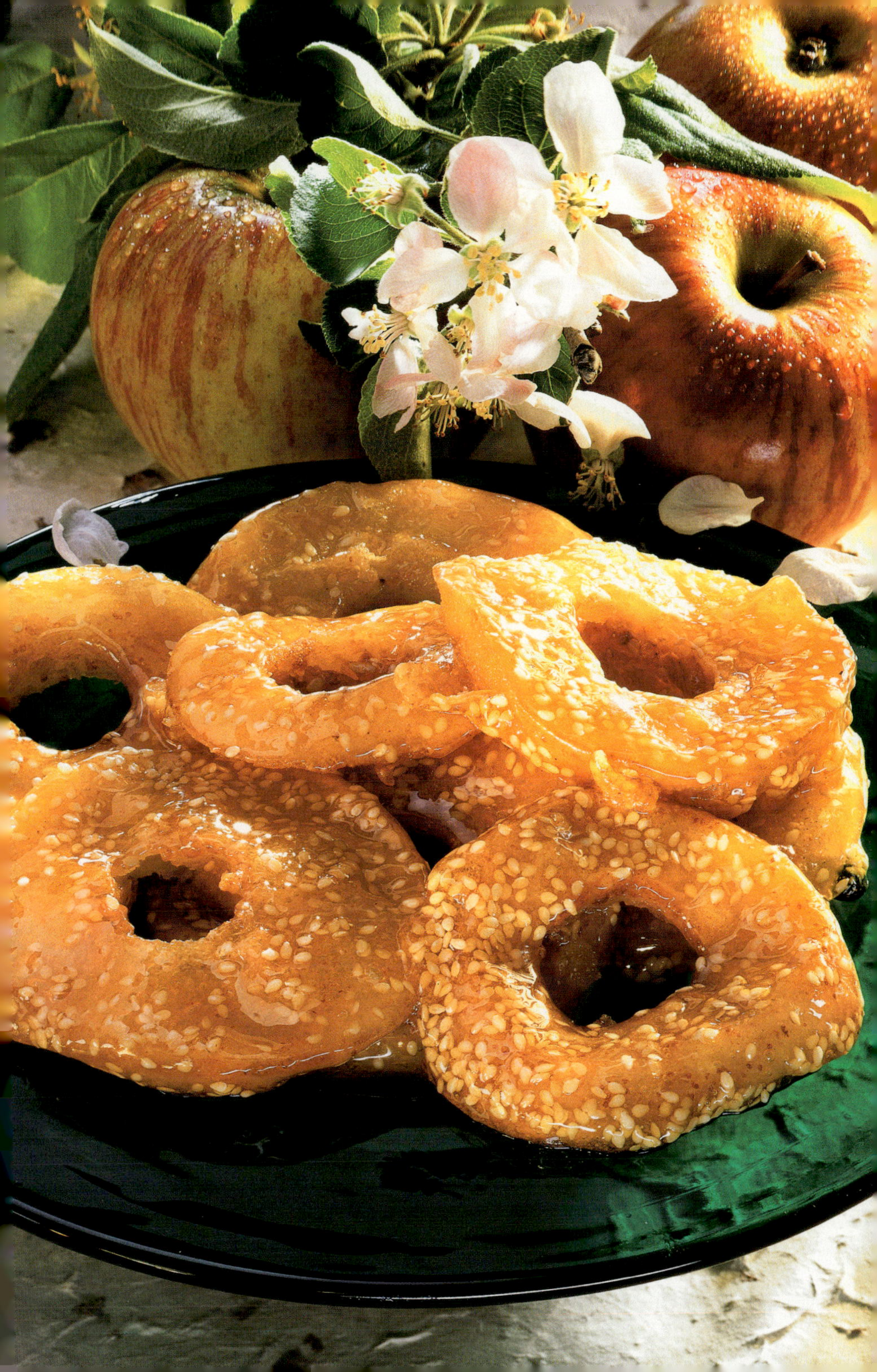

Apfelweinschaum

(Bild)

3 Eigelb • 3 EL Zucker • 100 ml Speierling-Apfelwein
60 ml Apfelsaft • 2 EL Apfelsherry, ersatzweise Sherry (süß)
4 Kugeln Vanilleeis

Eigelb und Zucker in einer Schüssel schaumig rühren. Speierling-Apfelwein und Apfelsaft zugeben und über dem Wasserbad schaumig schlagen, bis die Masse dick ist und ihr Volumen vergrößert. Das Wasser darf nicht kochen, da sonst die Flüssigkeit gerinnt! Apfelsherry zugeben und die Masse vom Wasserbad nehmen. Vanilleeis auf vier Eisschalen verteilen und die Weinschaumcreme darübergeben. Mit Minze oder Zitronenmelisse garnieren.

(Steffi von Flotow, Rhöner Schaukelterei, Ehrenberg-Seiferts/Hessen)

Tipp

Ein gehaltvoller Apfel-Dessertwein (13%Vol. oder mehr) ist die Spezialität einiger hessischer Keltereien. Für Tüftler hier das Rezept: Frisch gepressten Apfelmost aus einer bunten Mischung alter Sorten aufzuckern, bis er mindestens 115 Grad Oechsle hat. Mit einer Sherry-Reinzuchthefe ansetzen und vergären lassen. Dann weiter verfahren wie beim Apfelwein.

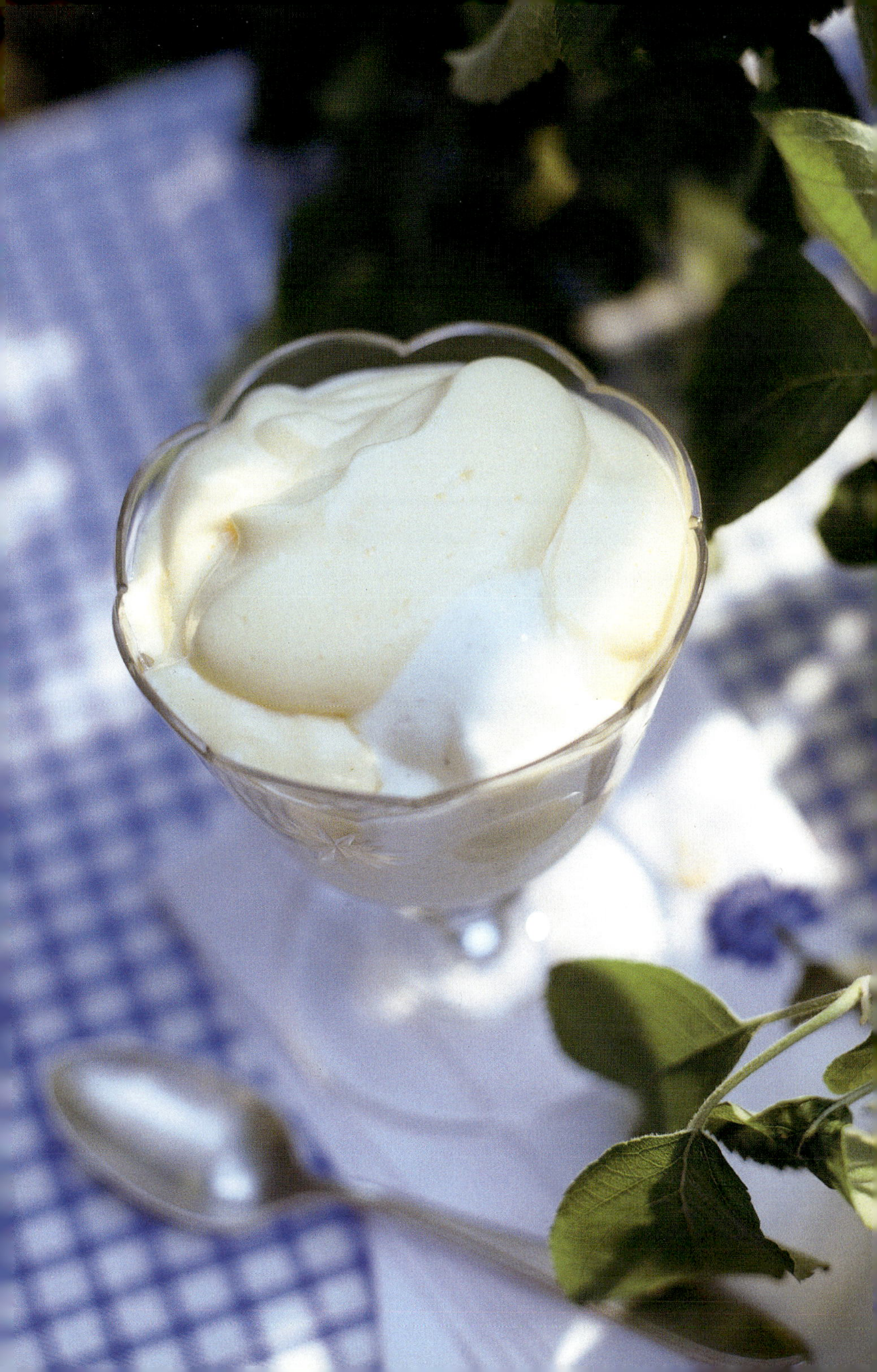

Kalte Apfelschale mit Rosinen

1 kg Äpfel
(Boskoop, Jakob Lebel, Horneburger Pfannkuchen)
1,5 l Wasser • Saft und Schale einer Zitrone • 400 g Zucker
25 g Speisestärke • Rosinen nach Belieben

Äpfel schälen, entkernen und in Spalten schneiden. Mit Wasser, Zitronensaft, Zitronenschale und Zucker aufkochen lassen. Nach ca. 5 Minuten Kochen die in Wasser aufgelöste Speisestärke dazugeben und nochmals zum Andicken kurz aufkochen lassen. Rosinen je nach Geschmack hinzugeben. Erkalten lassen, die Zitronenschale entfernen und in Glasschalen servieren.

*(Hartmut Meyer, »Kehdinger Landhotel«,
Drochtersen-Ritschermoor/Niederelbe)*

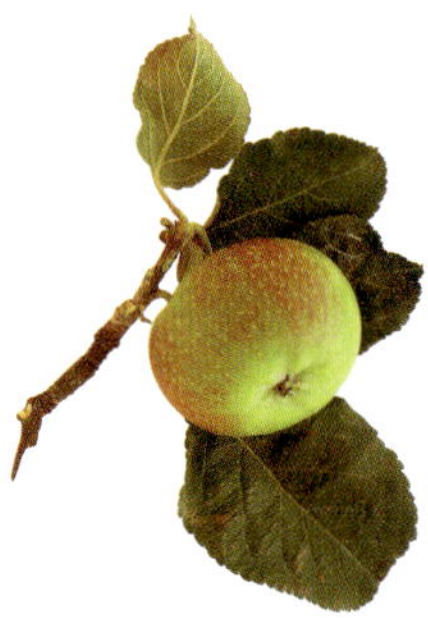

Kuchen

Tante Mimis Apfelkuchen

4 säuerliche Äpfel
(Horneburger Pfannkuchen, Boskoop, Ontario)
100 g Butter • 1 Ei • Zucker • 6 EL Mehl • 2 EL Grieß
2 EL Speisestärke • 1 Päckchen Backpulver
1 Päckchen Vanillezucker • 3 EL Wasser • Butter

Äpfel schälen und entkernen. Aus Butter, Ei, Zucker, Mehl, Grieß, Speisestärke, Backpulver und Wasser einen Rührteig machen und in eine Springform geben. 2 Äpfel in kleine Würfel schneiden und auf dem Teig verteilen. Die restlichen Äpfel vierteln, jedes Viertel zweimal einschneiden und in der Runde auf den Teig legen. Auf jedes Viertel ein Butterflöckchen setzen und mit Zucker bestreuen. Etwa eine Stunde bei 175 Grad backen. Abschließend ein Päckchen Vanillezucker über den Kuchen streuen.

(Mudder Brandt, Groß-Wohnste/Niedersachsen)

Sielenbacher Apfeltorte

(Bild)

Für den Teig:

150 g Butter • 125 g Zucker • 2 Päckchen Vanillezucker
3 Eier • 150 g zarte Haferflocken
50 g Mehl • 1 gehäufter TL Backpulver
1 TL geriebene Schale einer Zitrone • 1 Prise Salz

Für die Füllung:

500 g Äpfel • Saft einer halben Zitrone
75 g gehobelte Mandeln • 60 g Zucker • 40 g Butter

Äpfel schälen, entkernen und in Stücke schneiden. Butter schaumig rühren, Zucker und Eier nach und nach dazugeben und zu einer Schaummasse verrühren. Haferflocken, Mehl, Backpulver, Salz und Zitronenschale darunterheben. Drei Viertel des Rührteigs in eine gefettete Springform füllen. Die Äpfel mit dem Zitronensaft dünsten, auf den Rührteig geben, Mandeln und Zucker auf die Apfelfüllung streuen, Butterflöckchen daraufsetzen. Mit einem Teelöffel kleine Häufchen des restlichen Teiges auf der Füllung verteilen. Bei 200 Grad etwa 45 Minuten backen.

(W. Schuster, Sielenbach/Bayern)

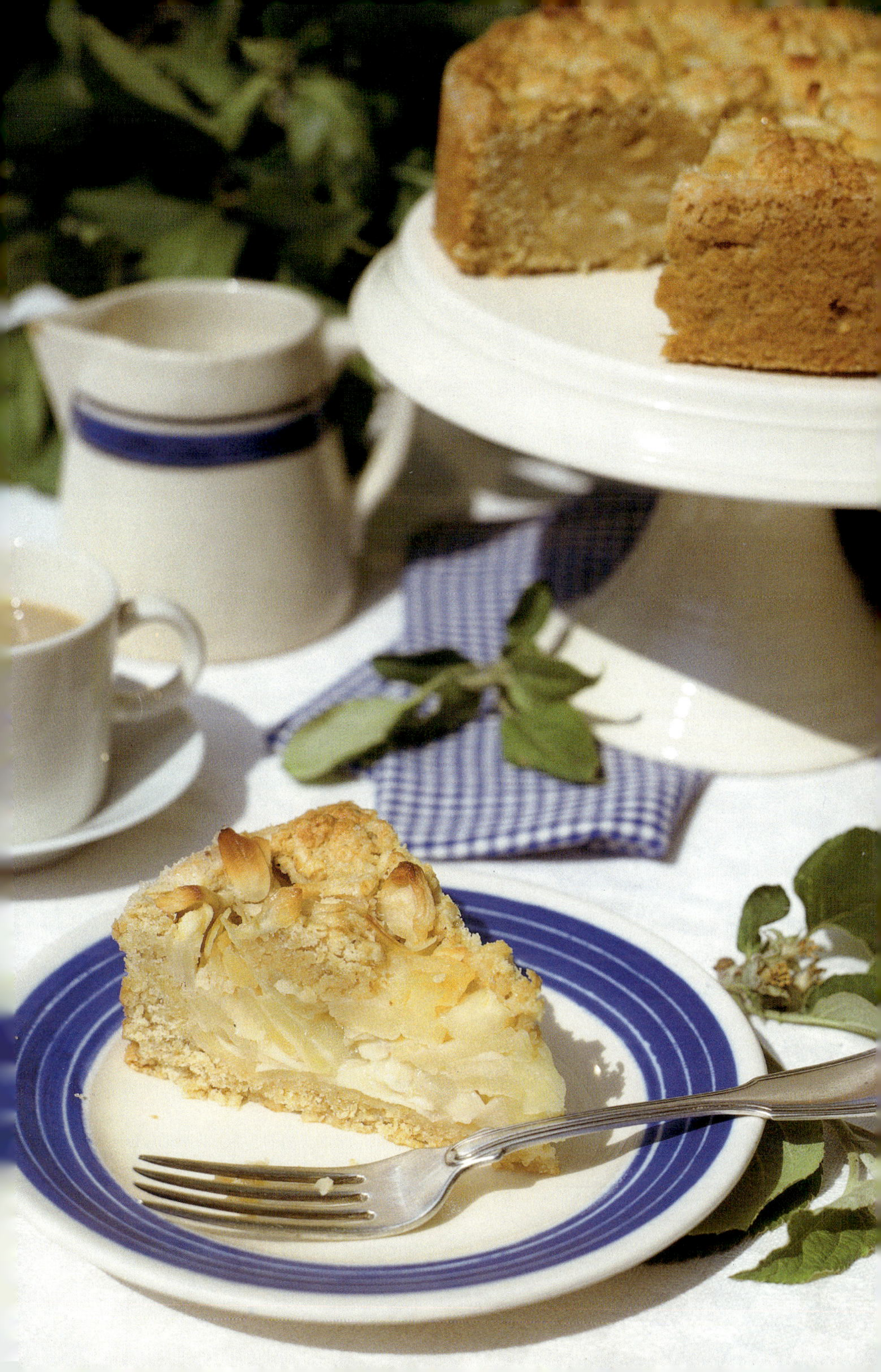

Rheingauer Riesling-Torte

Für den Mürbteig:
125 g Butter • 125 g Zucker • 250 g Mehl
1 Ei • 1 Päckchen Backpulver

Für den Belag:
1–1,5 kg Äpfel • 0,75 l Riesling
2 Päckchen Vanillepuddingpulver • 250 g Zucker
2 Päckchen Vanillezucker • 500 g Sahne

Einen Mürbteig herstellen und ca. eine halbe Stunde im Kühlschrank ruhen lassen. Danach Boden und Rand einer Springform damit belegen. Die Äpfel schälen, entkernen, würfeln und auf den Teig geben. Vom Wein ca. 100 ml abnehmen und das Puddingpulver darin einrühren. Den übrigen Wein mit dem Zucker und dem Vanillezucker aufkochen. Von der Kochstelle nehmen, das eingerührte Puddingpulver hineingeben und unter Rühren kurz aufkochen lassen. Die fertige Masse heiß über die Äpfel geben. Bei ca. 175 Grad (Umluft) 50 bis 55 Minuten backen. In der Kuchenform gut auskühlen lassen, die Apfelfüllung sinkt noch etwas ein. Sahne sehr steif schlagen und über den Kuchen streichen.

(M. Heimann, Tecklenburg/Westfalen)

Eierlikör-Apfeltorte

Für den Mürbteig:
300 g Mehl • 100 g Zucker • 200 g Butter
1 Ei • 1 TL Backpulver

Für die Füllung:
0,7 l Weißwein • 200 g Zucker
1 Päckchen Vanillezucker
1 Päckchen Vanillepuddingpulver • 1 kg Äpfel

Für die Dekoration:
250 g Sahne • 2 cl Eierlikör

Äpfel schälen, entkernen und reiben oder sehr fein schneiden. Einen Mürbteig machen. Boden und Rand einer Springform damit auslegen. Für die Füllung aus den Zutaten einen Vanillepudding bereiten und noch warm auf die geraspelten oder feingeschnittenen Äpfel geben. Etwa eine Stunde bei 180 bis 200 Grad backen (Umluft 150 Grad). Gut abkühlen lassen. Sahne sehr steif schlagen, auf die Apfeltorte streichen und mit dem Eierlikör überziehen.

(Inge Kegler, Bremen)

Apfeltorte mit roher Apfelfüllung

Für den Tortenboden:
3 Eier • 85 g feiner Zucker • 75 g Mehl
50 g gemahlene Nüsse • 45 g Butter

Für die Füllung:
6 große, saure Äpfel • 400 ml Becher Sahne

Mandelplättchen oder halbe Walnüsse zum Verzieren

Tortenbodenform mit etwas Butter einpinseln und bemehlen. Butter bei geringer Hitze zerlassen. Eier trennen, Zucker zum Eigelb geben und über einem Wasserbad dick und cremig aufschlagen. Mehl auf die Eiermasse stäuben, nicht umrühren und die Nüsse dazugeben. Flüssige, lauwarme Butter hinzugießen. Das Eiweiß mit einer Prise Salz sehr steif schlagen, ⅓ davon vorsichtig unter die Eiercreme heben. Dann den restlichen Eischnee untermischen. In die Kuchenform geben und in den auf 180 Grad vorgeheizten Backofen geben. Nach etwa 35 Minuten sollte der Boden gar sein. Die Äpfel schälen, entkernen und grob raffeln. Den Saft etwas auspressen. Die Sahne steif schlagen und etwas davon für die Verzierung beiseite stellen. Den Rest unter die Äpfel rühren und auf den Tortenboden streichen. Deckplatte und Seite mit Sahne bestreichen und mit Mandelplättchen verzieren.

(Karel Kleijn, Hohenau/Bayern)

Apfelkuchen mit Calvados

400 g säuerliche, mürbe Äpfel
(Gravensteiner, Cox Orange, Jakob Lebel)
Saft einer Zitrone • 50 g Butter • 1 Ei
125 g Zucker • 50 g Mehl • 1 TL Backpulver
2 EL saure Sahne • 4 EL Ahornsirup • 4 EL Calvados

Die geschälten und entkernten Äpfel in dünne Spalten schneiden und mit Zitronensaft beträufeln. Das Ei mit dem Zucker schaumig rühren. Die Butter zerlassen. Zuerst die Butter und dann die restlichen Zutaten unterrühren. Die Apfelspalten unterheben das Ganze in eine gefettete Auflaufform oder Springform füllen. Im vorgeheizten Backofen bei 175 Grad ca. 40 bis 50 Minuten backen. Den noch heißen Kuchen mit Ahornsirup und Calvados beträufeln.

(Claudia Kegler, Bremen)

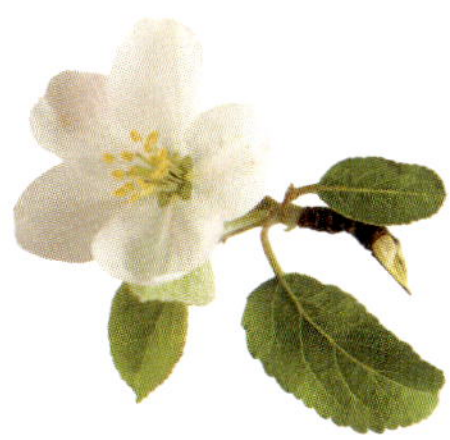

Umgedrehter Apfel-Walnuss-Kuchen

(Bild)

2 kleine, säuerliche Äpfel • 20 g weiche Butter
50 g Zucker • ½ TL Zimt • 30 g Walnusskerne
2 Eigelb • ½ TL abgeriebene Zitronenschale
2 EL Milch • 200 g Mehl • ¼ TL Backpulver
1 Eiweiss • Puderzucker

Äpfel schälen, entkernen und in 1½ cm dicke Scheiben schneiden. Butter in einer runden Backform verteilen, Rand einfetten. 20 g Zucker und Zimt gleichmäßig darüberstreuen und darauf nebeneinander die Apfelscheiben legen. Walnusskerne halbieren und damit die Lücken zwischen den Äpfeln auffüllen. Eigelb in einer Schüssel mit 30 g Zucker, Zitronenschale und Milch cremig rühren. Das Mehl mit Backpulver vermischen, darübersieben und unterrühren. Eiweiß zu steifem Schnee schlagen und unter den Teig heben. Den Teig auf den Äpfeln verstreichen. Kuchen im vorgeheizten Backofen bei 180 Grad (Umluft) 40 Minuten backen. Abkühlen lassen, mit einem Messer vom Rand lösen und vorsichtig stürzen. Mit Puderzucker bestäubt servieren.

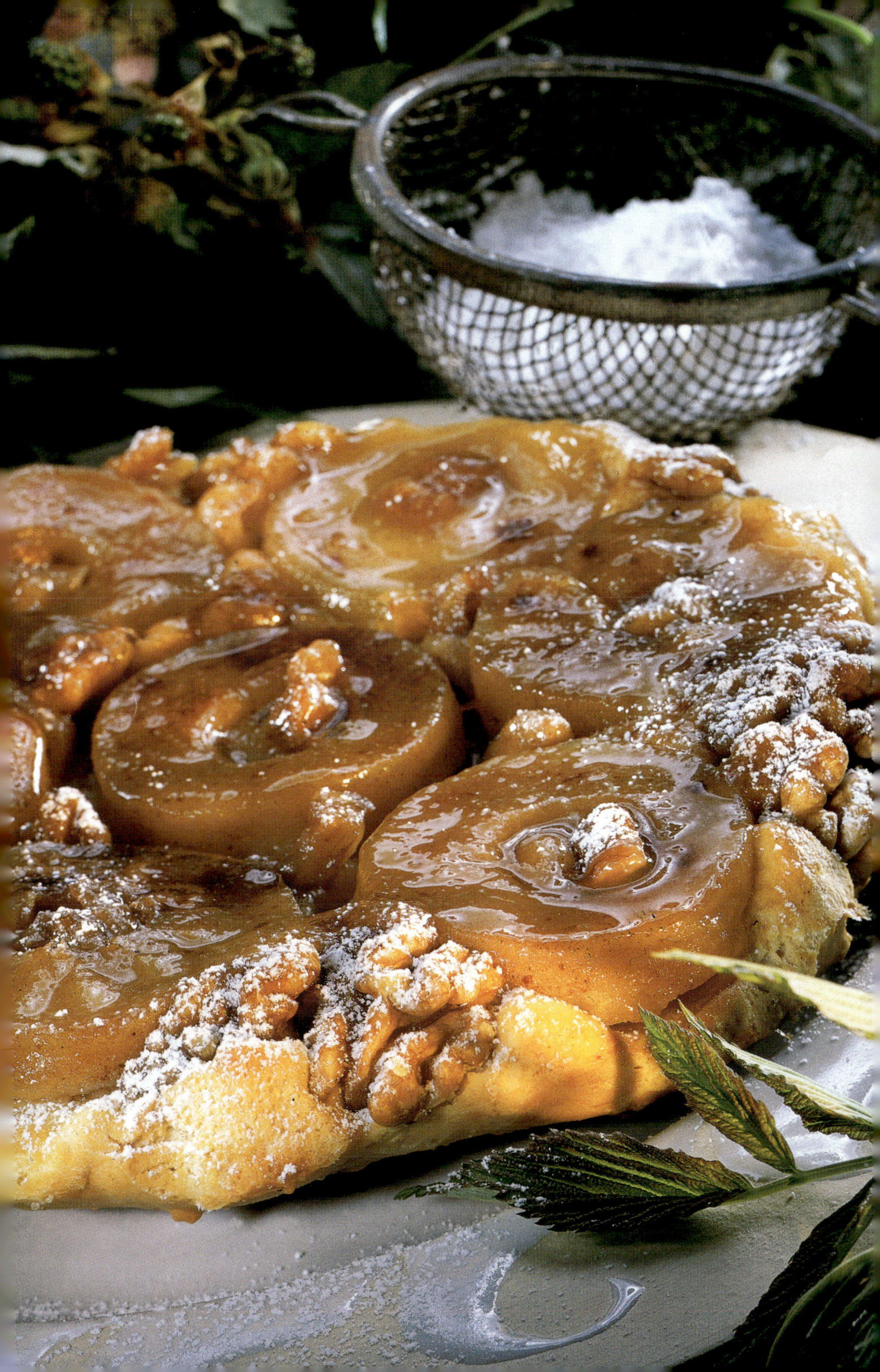

Finkenwerder Apfelkuchen

Für den Mürbteig:
200 g Mehl • 100 g Zucker • 125 g Butter
1 Päckchen Vanillezucker • 2 TL Backpulver

Für die Füllung:
4–5 Äpfel (Finkenwerder Herbstprinz)
750 ml Sahne • 100 g Zucker
1 Päckchen Vanillepuddingpulver

Äpfel schälen, entkernen und halbieren. Mürbteig bereiten und damit eine Springform auslegen. Auf dem Teig die Äpfel verteilen. Die Sahne mit dem Zucker und dem Puddingpulver aufkochen. Die Puddingmasse auf den Äpfeln verteilen. Kuchen bei 175 Grad Ober- und Unterhitze 60 Minuten backen.

(Brigitte Pilarczyk, Hamburg-Finkenwerder)

Tipp

Dieser Kuchen ist eine Kalorienbombe – aber sehr lecker! Man kann das Rezept natürlich auch »entschärfen« und mehr Milch statt Sahne nehmen.

Apple Pie

Für den Teig:
300 g Mehl • 1 Prise Salz • 80 g Butter
2 EL eiskaltes Wasser • 3 EL Joghurt • 3 EL Zucker

Für die Füllung:
750 g Äpfel (Boskoop, Bramley's Seedling, Gravensteiner)
1 TL Ingwer, gerieben • 100 g Rosinen
etwas Butter für die Form • etwas Milch

Aus den Teigzutaten einen Knetteig herstellen und 30 Minuten kühl stellen. Zwei Drittel des Teiges als Boden in eine gefettete Springform geben und den Teig etwa 4 cm an den Rändern hochziehen. Äpfel schälen, entkernen und in dicke Scheiben schneiden. Dann mit Ingwer und Rosinen vermischt auf den Teigboden legen. Rest des Teiges ausrollen, auf die Füllung legen, mit etwas Milch bestreichen und mit einer Gabel mehrmals einstechen. Auf der unteren Schiene im Backofen bei 200 Grad 40 bis 45 Minuten backen. Heiß mit Sahne und Vanilleeis oder mit Vanillesoße servieren.

(Karel Kleijn, Hohenau/Bayern)

Murgtaler Apfelbrot

(Bild)

750 g Äpfel (Berlepsch, Goldparmäne)
150 g Zucker • 2–3 EL Apfelbrand
200 g Nüsse (Hasel-, Walnüsse oder Mandeln)
500 g Weizenmehl • 1 Päckchen Backpulver
200 g Rosinen • 1–2 TL Zimt • 1–2 EL Kakao

Äpfel schälen, entkernen und klein schneiden, mit Zucker und Obstbrand vermengen und über Nacht durchziehen lassen. Am nächsten Tag diese Masse mit dem Rest der Zutaten gut vermischen und in eine gefettete Kastenform füllen. Bei 220 Grad (Umluft 200 Grad) 60 bis 70 Minuten backen.

(Christoph Werner, Gaggenau/Schwarzwald)

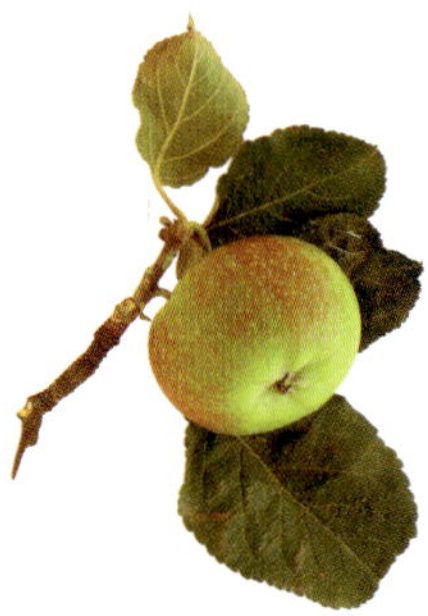

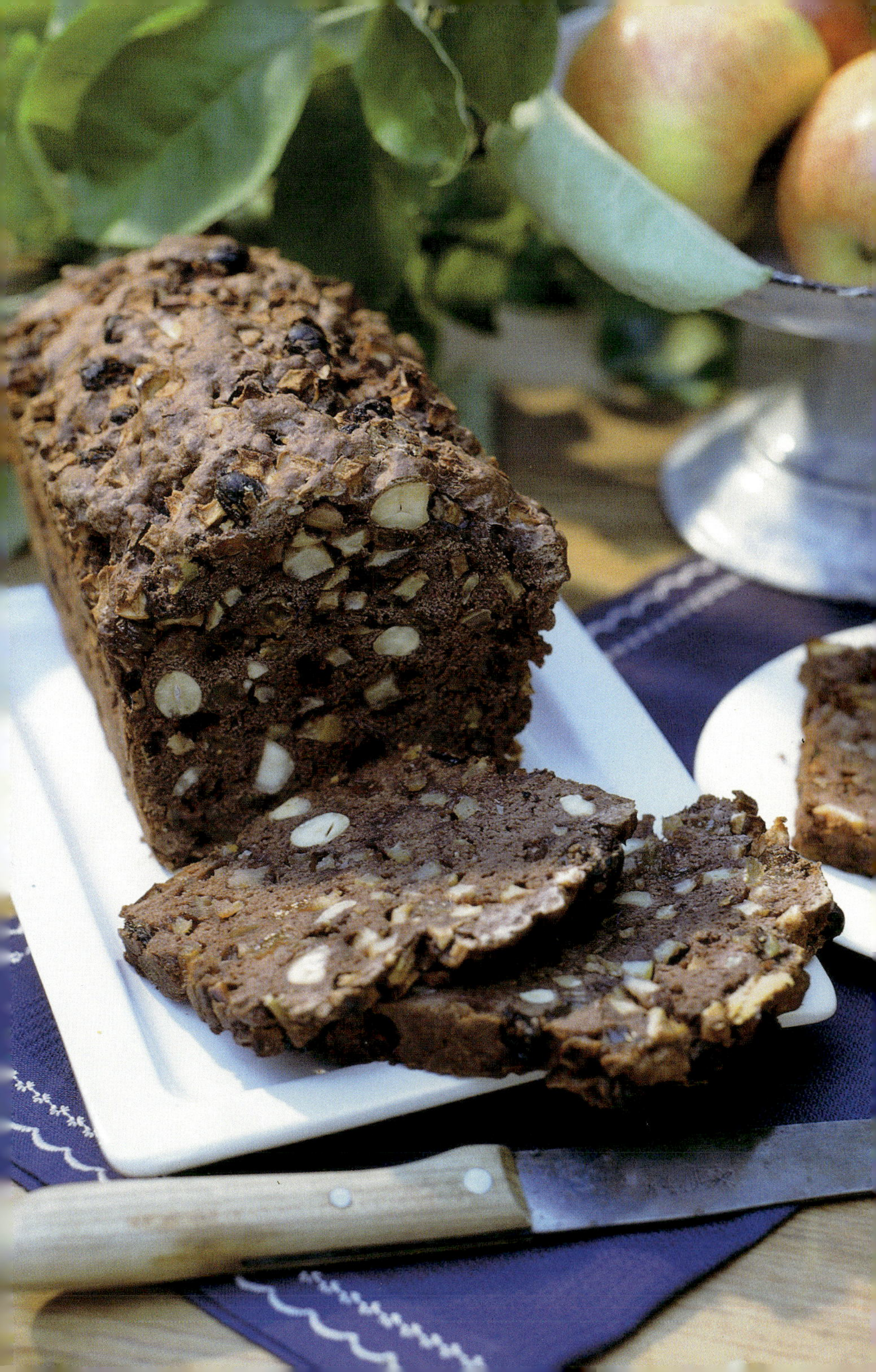

Bratapfelkuchen

Für den Teig:
250 g Mehl • 1 Ei • 100 g Zucker • 150 g Butter
50 g Rosinen • 1 Päckchen Backpulver

Für den Belag:
2 EL Rum • 125 g Zucker
12 kleine, säuerliche Äpfel (Holsteiner Cox)
1 Päckchen Vanillepuddingpulver • 750 g Sahne
1 Päckchen Vanillezucker • 25 g Mandelblättchen

Mehl auf eine Arbeitsfläche streuen, in die Mitte eine Mulde drücken, Ei in die Mitte geben. Zucker, Backpulver und Butter in Flöckchen auf den Mehlrand setzen, zu einem glatten Teig verkneten und zugedeckt ca. 30 Minuten kühl stellen. Rosinen mit Rum beträufeln und ziehen lassen. Aus den Äpfeln Kerngehäuse ausstechen. Teig ausrollen und in eine gefettete Springform geben, den Rand ca. 2,5 cm hoch andrücken. Äpfel in die Springform setzen und mit den Rosinen füllen. Puddingpulver und 125 g Sahne glatt rühren. Restliche Sahne, Vanillezucker und Zucker aufkochen und über die Äpfel geben. Im vorgeheizten Backofen ca. 75 Minuten bei 175 Grad backen. 15 Minuten vor Ende der Backzeit Mandeln über den Kuchen streuen. Kuchen aus dem Ofen nehmen und ca. 24 Stunden in der Form ruhen lassen. Mit Puderzucker bestäubt servieren.

(Helmut Kleiner, Argenbühl / Allgäu)

Eingelegte Backpflaumen

Für 4 Portionen benötigen Sie:

- 500 g Backpflaumen ohne Kerne
- 250 g Zucker
- ½ l Rotwein
- 3 cl Weinbrand
- 3 cl Pflaumengeist (Slibowitz)
- ½ Orange in Scheiben
- ½ Zitrone in Scheiben
- 2 Ostmann Zimtstangen
- 2 Ostmann Nelken ganz

Zubereitung:

Zucker in einem Topf vorsichtig schmelzen.
Rotwein, Gewürze, Pflaumen, Orangenscheiben und Zitronenscheiben zugeben und aufkochen.
Etwas abkühlen lassen und die Schnäpse zugeben.
Pflaumen in Gläser füllen.

Schmecken gut als Kompott oder zum Füllen für Desserts.

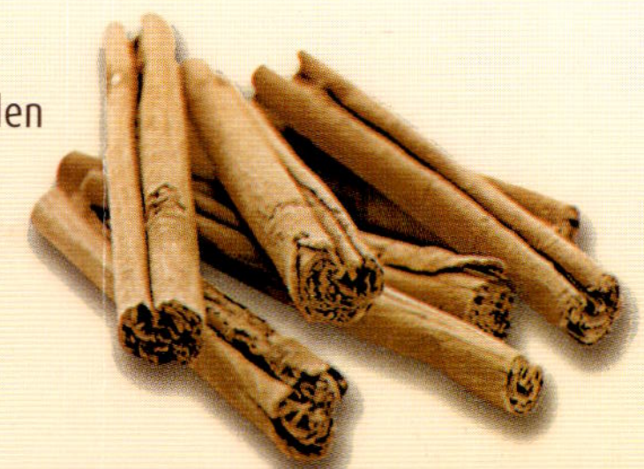

Schweinefilet mit Mango-Zimt-Sauce

Für 4 Portionen benötigen Sie:

- 8 Medaillons vom Schweinefilet à 80 g
- 2 EL Mehl
- 4 EL Salatöl
- 1 reife gewürfelte Mango
- Saft von 2 ausgepressten Orangen
- 2 EL Butter
- 1 EL Zitronensaft
- 200 ml Weißwein
- Ostmann Kotelett & Schnitzel Würzer
- 1 Ostmann Zimtstange
- Ostmann Pfeffer weiß gemahlen
- Salz

Zubereitung:

Die Mangowürfel in Butter kurz dünsten, Orangensaft, Zimt und Wein zugeben, aufkochen und 8 Minuten bei mittlerer Hitze kochen.
Zimt entfernen und alles durch ein Sieb streichen.
Mit Pfeffer und Salz würzen. Mit Zitronensaft verfeinern.
Mango-Zimt-Sauce zu gebratenen Schweinemedaillons servieren. Dazu die Medaillons mit Kotelett & Schnitzel Würzer würzen und in Mehl wenden. Medaillons in einer Pfanne mit dem Öl von beiden Seiten einige Minuten braten.

Dazu serviert man einen Duftreis.

Ostmann Gewürztipp

Zimt besitzt ein unvergleichliches Aroma und einen warmen Duft. Für das volle Aroma die ganzen Zimtstangen brechen und mitkochen oder mit einer Reibe zerkleinern.

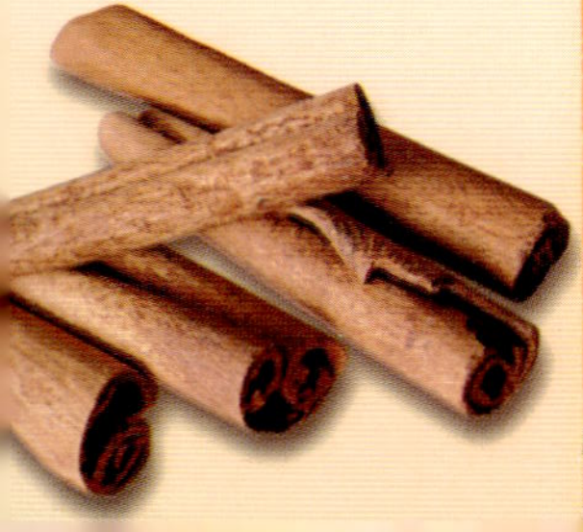

OSTMANN

Zimtstangen

Rezeptheft
mit vielen Tipps

verfeinern süße wie pikante Speisen und sind so ideal zu Wild, Lamm oder Rind, in Marinaden, Kompotten und Rotkohl. Lecker auch in Getränken wie Tee, Kaffee, Kakao, Punsch oder Glühwein.

Mehr Infos über unsere Gewürze unter:
www.ostmann.de
Verbraucher-Service: 05421-309320
OSTMANN Gewürze GmbH · 98667 Schönbrunn

905530/0308

Ostmann Gewürzkunde

Die getrocknete, eingerollte Innenrinde von Zimtbäumen wird als Gewürz verwendet. Zimtbäume werden auf Sri Lanka, Indonesien, Madagaskar, in Indien, China und Brasilien kultiviert.

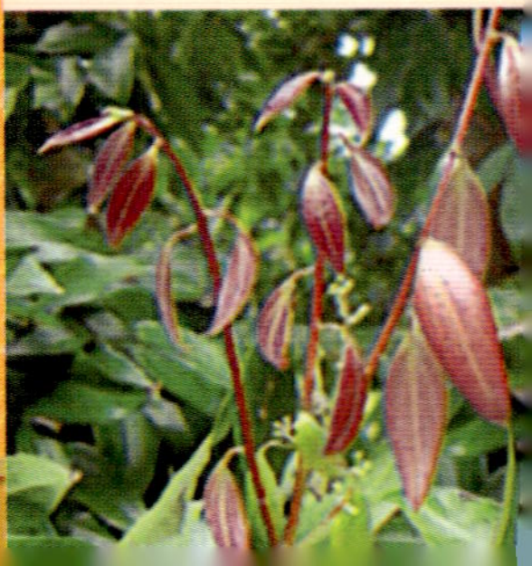

Osterkuchen

Für den Teig:
300 g Mehl • 100 g Zucker • 200 g Butter
2 Eier • Backpulver

Für die Füllung:
1 kg Äpfel
(Grahams Jubiläum, Jakob Lebel, Kaiser Wilhelm)
¼ l Weißwein

Für die Deckmasse:
4 Eier • 200 g gemahlene Nüsse
150 g Zucker

Einen Mürbteig bereiten. Die Äpfel schälen, entkernen und zerkleinern, in Weißwein weich kochen und für die Füllung absieben. Den Saft bis auf 4 Esslöffel einkochen. Eier trennen. Eigelb, eingekochten und abgekühlten Saft mit dem Zucker zu einer festen Creme schlagen. Gemahlene Nüsse dazugeben, und zuletzt das zu steifem Schnee geschlagene Eiweiß darunterheben. Diese Deckmasse über die Apfel-Weißwein-Füllung geben. 50 Minuten bei 165 Grad backen.

(Ruth Freier, Bremen)

Apfel-Quarktorte »Hansi«

Für den Teig:
250 g Mehl • 100 g Zucker • 125 g Butter
1 Ei • 1 Prise Salz • 1 Prise Zimt

Für den Belag:
75 g Haselnüsse, gerieben • 75 g Zucker
750 g kleine Äpfel • 250 g Sahnequark • 2 Eier
1 Päckchen Vanillezucker • 100 g Zucker
Mandelblättchen • Butterflöckchen

Aus den Teigzutaten einen Mürbteig herstellen. Etwa 1 Stunde kalt stellen. Teig ausrollen und in eine gefettete Springform legen, Rand hochdrücken, mit einer Gabel den Tortenboden mehrmals einstechen. Haselnüsse und Zucker auf den Tortenboden streuen und die geschälten, entkernten und halbierten Äpfel daraufsetzen. Eier trennen, das Eigelb mit Zucker und Vanillezucker schaumig rühren, den Sahnequark dazugeben und zuletzt den schnittfesten Eischnee unterziehen. Diesen Quarkguss über die Äpfel auf den Tortenboden geben. Den Rand mit Mandelblättchen bestreuen, auf die Mitte Butterflöckchen setzen. 50 bis 60 Minuten bei 175 Grad backen.

(G. Schmidt, Oberotterbach/Pfalz)

Schneller Apfelkuchen

250 g Blätterteig (tiefgekühlt) • Fett für die Form
2–3 reife Äpfel • Saft einer halben Zitrone
3 EL Aprikosenkonfitüre

Den aufgetauten Blätterteig etwas ausrollen. Eine Springform von 24 cm Durchmesser einfetten, mit dem Blätterteig auslegen und einen 3 cm hohen Rand hochziehen. Die Äpfel schälen, vierteln, entkernen und mit dem Gurkenhobel in ganz feine Scheiben hobeln. Sofort mit Zitronensaft beträufeln und auf dem Teig verteilen. Den Kuchen auf der mittleren Schiene des auf 200 Grad vorgeheizten Backofens 25 Minuten backen. Die Aprikosenkonfitüre erhitzen und den noch warmen Kuchen damit bestreichen.

Tipp

Der Kuchen schmeckt frisch gebacken mit etwas Schlagsahne am besten. Anstelle der Aprikosenkonfitüre können Sie ihn aber auch mit einer Zucker-Zimt-Mischung bestreuen.

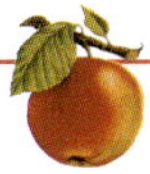

Apfeltaschen

(Bild)

Für den Teig:

125 g Butter • 250 g Mehl, auch Vollkornmehl
½ Päckchen Backpulver • etwas Milch

Für die Füllung:

500 g Äpfel • 125 g Zucker
1 Päckchen Vanillezucker • 30 g Rosinen • Zimt

Äpfel schälen, entkernen und grob raspeln. Mit Zucker, Vanillezucker und Zimt abschmecken, Rosinen daruntermischen. Einen Knetteig herstellen, zu einem Rechteck ausrollen, mit einem Glas (12 cm Durchmesser) Plätzchen ausstechen, Rand mit Eidotter bestreichen, auf jedes Plätzchen einen Esslöffel geraspelte Äpfel setzen. Die Plätzchen halbmondförmig zusammenfalten. Bei 180 bis 200 Grad Unter- und Oberhitze auf der mittleren Schiene etwa 20 Minuten goldgelb backen. Abkühlen lassen. Mit Puderzucker bestäuben oder mit Zuckerglasur bestreichen.

(Nikolaus Berschlmayer, Waging am See/Bayern)

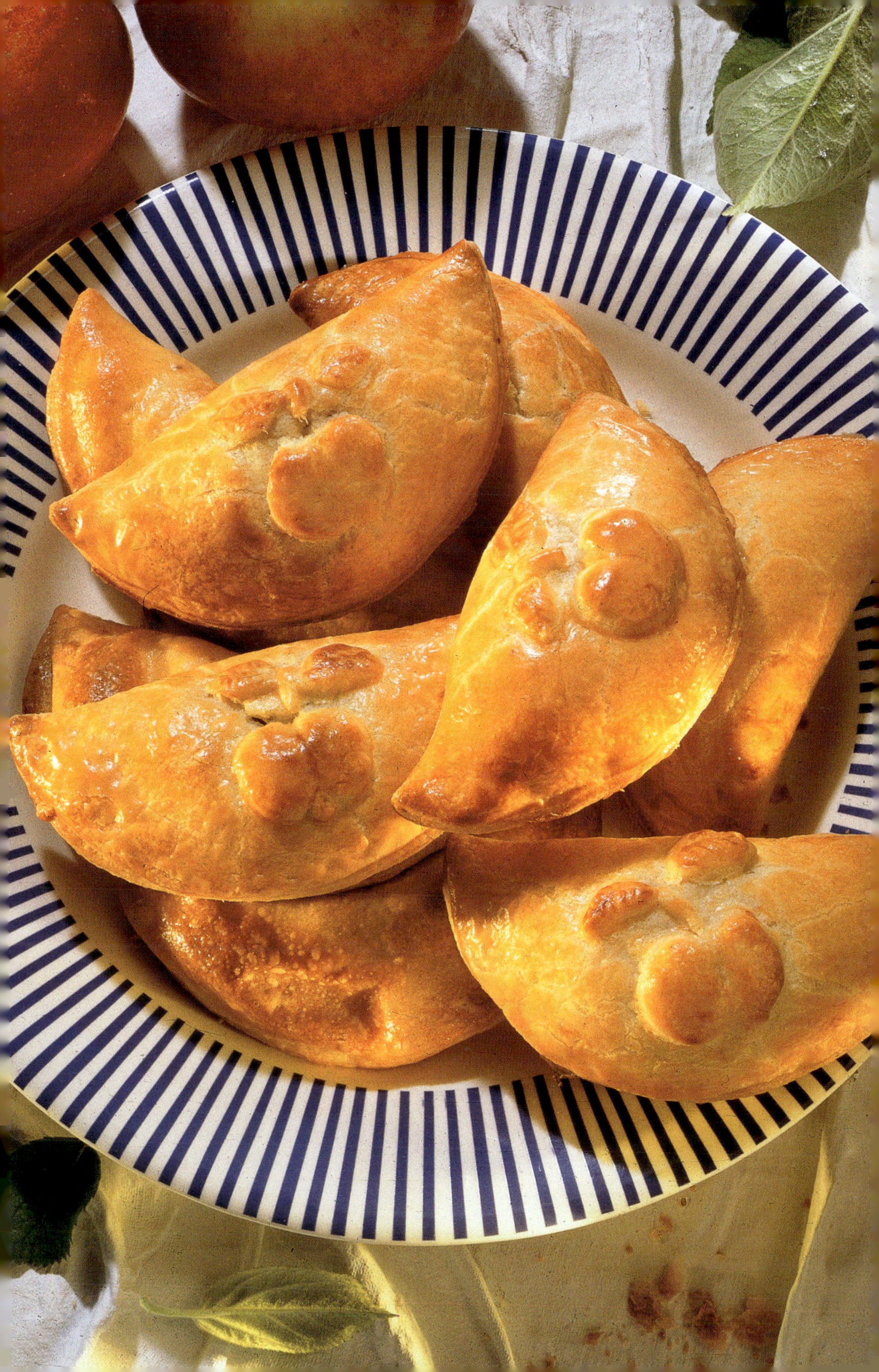

Tarte Tatin

3 mittelgroße, aromatische Äpfel
Saft von einer halben Zitrone • 3 Eier
1 EL Zucker • 2 EL Crème fraîche • ⅛ l Milch
50 g Mehl • 20 g Butter
30 g gehackte Mandeln • Fett für die Form

Äpfel schälen, halbieren, entkernen und in dünne Spalten schneiden. Mit Zitronensaft beträufeln. Eier und Zucker schaumig schlagen, nach und nach Crème fraîche, Milch und Mehl zugeben und zu einem glatten Teig verrühren. Backofen eines Mikrowellen-Kombiherds auf 250 Grad vorheizen. Eine mikrowellengeeignete Pieform mit 10 g Butter einfetten und kranzförmig mit den Apfelspalten belegen. Den Teig über den Äpfeln verteilen, mit den Mandeln bestreuen. Die restliche Butter in Flöckchen daraufsetzen. 25 Minuten bei ca. 200 Grad goldbraun backen.

Tipp

Sie können als besondere Note die Tarte Tatin bei Tisch mit heißem Calvados übergießen und flambieren.

Soßen und Konfitüren

Apfel-Holunderbeer-Relish

1 kg Holunderbeeren • 500 g Äpfel
1 Stück frischer Ingwer, pflaumengroß • 1 Zimtstange
200 g Zucker • 5 EL Weißweinessig

Holunderbeeren verlesen, waschen, gut abtropfen lassen und entstielen. Beeren im Topf leicht zerdrücken. Zugedeckt ca. 10 Minuten kochen lassen. Durch ein Sieb streichen und das Fruchtmark dabei auffangen. Äpfel waschen, vierteln, Kerngehäuse entfernen und fein würfeln. Ingwer schälen und fein raspeln. 300 g Äpfel, Zimtstange, Ingwer, 100 g Zucker und 3 Esslöffel Weinessig zum Fruchtmark geben und unter ständigem Rühren zu einer dicklichen Masse einkochen lassen. Restliche Äpfel zufügen. Mit restlichem Zucker und Essig abschmecken. Nochmals kurz durchkochen. Zimtstange entfernen und das Relish auskühlen lassen. Passt gut zu gebratenem Kasseler oder zu geräucherter Putenbrust.

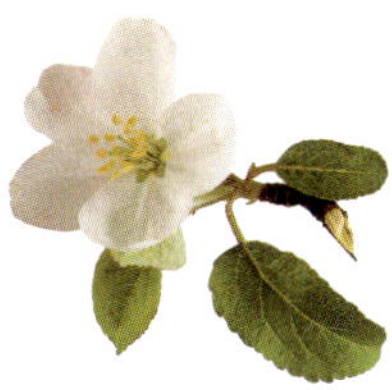

Apfelchutney

1,5 kg unreife, grüne Äpfel • 500 g Zwiebeln
400 g helle Rosinen • 375 ml Weißweinessig
300 g Zucker • ½ TL Cayennepfeffer
1 TL Ingwerpulver • 1 EL Mixed-Pickles-Gewürz
1 EL zerstoßene Senfkörner

Äpfel schälen, vierteln, entkernen und achteln. Zwiebeln pellen und würfeln. Beides mit allen anderen Zutaten in einen weiten Topf mit dickem Boden geben. Bei mäßiger Hitze ohne Umrühren schwach kochen, bis die wässrige Flüssigkeit verdampft ist. Auf mittlere Hitze schalten und das Chutney rühren, bis es andickt und Straßen zieht. Abschmecken, kochend heiß in Gläser abfüllen, diese sofort verschließen.

Tipp

Chutneys schmecken vorzüglich zu gebratenem und gekochtem Fleisch, zu gebratener Leber, kalten Braten und zu Wild.

Apfelchutney indisch

1 kg säuerliche Äpfel • 2 frische Chilischoten
3 EL geklärte Butter • 2 TL Fünfgewürzmischung
(Bockshornklee, Fenchelsamen, Kreuzkümmelsamen,
schwarze Senfkörnern, Zwiebelsamen)
1 Prise Salz • 1 TL Kurkuma, gemahlen
1 TL Kreuzkümmel, gemahlen • 3 EL Rohrzucker
2 EL Zitronensaft • etwas Wasser

Die Äpfel schälen, von den Kerngehäusen befreien und klein schneiden. Chilischoten waschen, halbieren und entkernen. Butterschmalz erhitzen und die Gewürze darin bei mittlerer Hitze etwa eine halbe Minute unter Rühren anbraten. Die Apfelstücke dazugeben und etwa 4 Minuten weiterbraten. Etwa 10 Esslöffel Wasser angießen. Das Chutney zugedeckt bei schwacher Hitze etwa 20 Minuten garen, bis die Äpfel weich sind. Zucker und Zitronensaft hinzufügen und das Chutney bei mittlerer Hitze noch so lange kochen lassen, bis es dickflüssig ist. Dabei immer rühren. Abkühlen lassen.

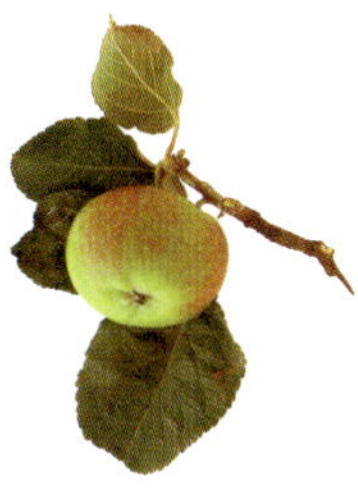

Apfelmeerrettich

1 kg Äpfel • 125 ml Weißweinessig
frischer Meerrettich • Zucker

Äpfel schälen, vierteln, entkernen und klein schneiden. Mit dem Essig mischen und in einem Topf schnell aufkochen und bei schwacher Hitze weich werden lassen. Meerrettich waschen, schälen, nussgroß schneiden und im Mixer fein zerschlagen. Weichgekochte Äpfel mit dem Meerrettich und Zucker (nach Geschmack) mischen, bis sie scharf und süß-sauer sind. Kochend heiß in Gläser abfüllen. Diese sofort verschließen und auf den Deckeln stehend abkühlen lassen.

Tipp

Apfelmeerrettich passt hervorragend zu gekochtem Rindfleisch (Tafelspitz), aber auch zu kalten Braten.

Hagebuttenmarmelade mit Äpfeln

750 g grüne, säuerliche »hartreife« Äpfel
1 kg Hagebutten • 2 dl Wasser
1 dl Rotwein • 1¼ kg Zucker

Die Hagebutten waschen, putzen und grob schneiden, Äpfel grob raffeln. Hagebutten, Äpfel, Wasser, Rotwein und Zucker etwa 30 Minuten kochen. Durch ein feines Sieb streichen. Nochmals aufkochen, heiß in vorgewärmte Gläser füllen und verschließen.

Apfel-Brombeermarmelade

800 g Brombeeren, frisch oder tiefgefroren
600 g Äpfel • 500 g Gelierzucker
1 Päckchen Zitronensäure • 1 Päckchen Vanillezucker

Die Äpfel schälen, Kerngehäuse entfernen und klein schneiden. Halbgar kochen, Brombeeren zugeben, alles einmal aufkochen lassen und wieder etwas abkühlen lassen. Den Gelierzucker, Vanillezucker und die Zitronensäure hineingeben und wieder zum Kochen bringen. 3 Minuten kochen lassen, gut durchrühren, vom Herd nehmen und noch 1 Minute weiterrühren. Die Marmelade in Einmachgläser füllen, zuschrauben, für 5 Minuten auf den Deckel stellen.

Apfel-Birnenkonfitüre mit Calvados und grünem Pfeffer

(Bild)

500 g Äpfel • 500 g Elsa Birnen
1 kg Gelierzucker • 1/8 l Pfälzer Riesling
1 kleines Glas grüne Pfefferkörner
1/8 l Calvados

Früchte waschen, schälen, entkernen und fein würfeln. Mit Gelierzucker, Wein und Pfefferkörnern vermischen, zugedeckt über Nacht stehen lassen. Am nächsten Tag alles unter Rühren zum Kochen bringen und mindestens 4 Minuten sprudelnd kochen lassen. Gelierprobe machen, evtl. noch eine weitere Minute kochen lassen. Den Topf vom Herd nehmen, den Calvados unterrühren. Konfitüre sofort in Gläser füllen und verschließen. 2 bis 3 Minuten auf den Kopf stellen, dann wieder umdrehen.

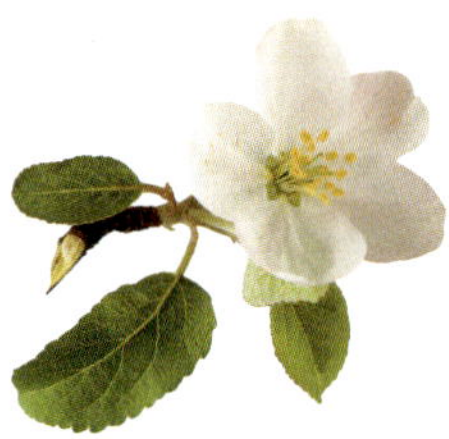

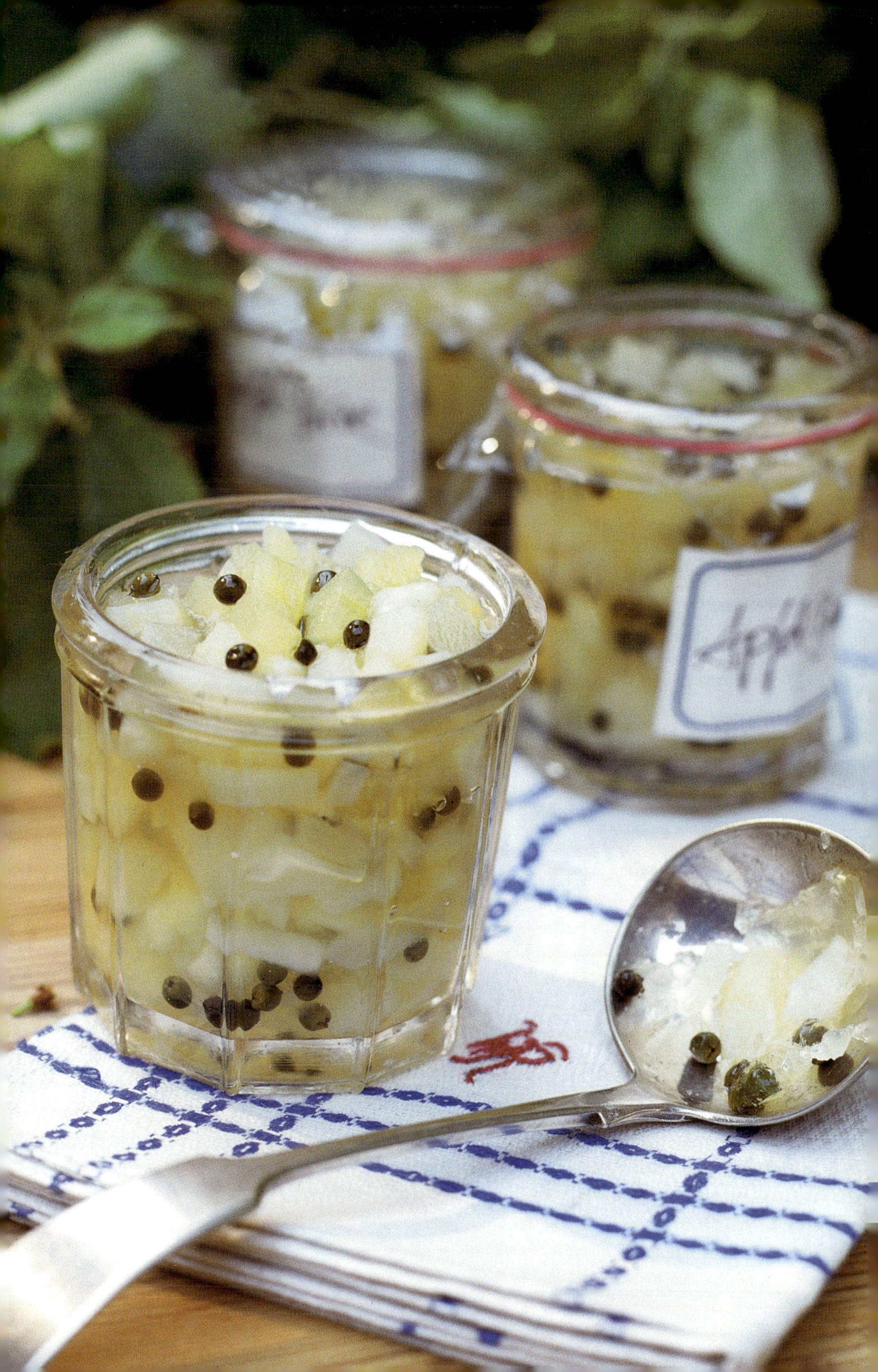

Grundrezepte

Apfelsaft

Eine gewöhnliche Saftzentrifuge für den Haushalt bereitet sortenreine oder gemischte Säfte zu. Die Haushaltszentrifuge ist aber nur für kleine Mengen einzusetzen – für größere Mengen Äpfel empfiehlt es sich, eine Mosterei zu suchen, die die Äpfel professionell presst. Allerdings ist darauf zu achten, dass man möglichst den Saft aus den eigenen Früchten bekommt. In den Obstanbaugebieten finden sich zahlreiche Betriebe, mancherorts fahren auch transportable Pressen in die Kleingartengebiete. Haltbar werden die Säfte durch Sterilisation bei 80 Grad.

Und noch eine kleine Sprachverwirrung ist aufzuklären: Üblicherweise ist Most reiner frischer Apfelsaft, in Norddeutschland nennt man aber gelegentlich auch pasteurisierten Saft »Most«. In Baden-Württemberg und in Österreich – wo sogar ein ganzer Landstrich, das Mostviertel, nach dem erfrischenden Getränk benannt ist – bezeichnet der Begriff den vergorenen Saft von Äpfeln und Birnen. In den Rezepten ist ausdrücklich angegeben, wenn Apfelwein verlangt wird.

Wer einen Entsafter hat, kann auch Apfelsaft selbst herstellen – das Ergebnis ist aber mit dem mechanisch gewonnenen Saft nicht zu vergleichen – den Kochgeschmack bekommt man eben nicht weg. Die gewaschenen, ungeschälten Früchte zerschneiden, das Kerngehäuse entfernen und die Früchte im Dampfentsafter nach Vorschrift entsaften und heiß in mit kochendem Wasser sterilisierte Flaschen füllen. Sofort mit handelsüblichen Gummikappen verschließen.

Hat man das nützliche Teil zu früh entsorgt, hilft Großmutters Methode: Mit ganz wenig Wasser unter Rühren die Äpfel kochen, einen Küchenhocker mit den Beinen nach oben in eine ruhige Ecke stellen, ein Küchentuch an allen vier Beinen befestigen, die gekochten Äpfel hineigeben und mindesten sechs Stunden ablaufen lassen. Wenn man den Saft in einem Topf bis zur Konsistenz eines dicken Sirups einkocht, erhält man das im Rheinland beliebte Apfelkraut, ohne dass eine bergische Kaffeetafel unvorstellbar wäre. Hierzu sollten aber nur sehr süße Früchte verwendet werden, oder aber man hilft mit ein paar Birnen nach.

Apfellikör

(Für 6 Flaschen je 500 ml)
1 kg mürbe Äpfel (2 l Saft) • 1 kg Zucker
500 ml Apfelbranntwein

Äpfel klein schneiden. Apfelstücke mit 1 l Wasser bedecken und knapp unter dem Siedepunkt 60 Minuten ziehen lassen. Im Mulltuch abtropfen lassen und die Rückstände auspressen. Den Saft pro Liter mit 500 g Zucker aufkochen und nach dem Abkühlen mit 250 ml Apfelbranntwein mischen. In Flaschen füllen, verkorken und einige Wochen reifen lassen. Lagern: 5 Monate bei 10 bis 18 Grad Celsius.

Apfelmost

(Für 15 l Glasballon)
45 kg Äpfel • 5 kg Birnen

Äpfel und Birnen durch die Saftpresse drehen oder mit einem Handgerät entsaften, das eine Kombination aus Obstmühle und Saftpresse ist. In einen Glasballon trichtern, den Gärverschluss fest in die Öffnung stecken und etwas Wasser ins Glasrohr gießen, damit der Ballon luftdicht geschlossen ist. So kann Kohlensäure hinaus, wenn der Inhalt gärt. Und es kommt keine Luft von außen hinein. Den Saft bei rund 15 Grad Celsius stehen lassen. In der ersten Woche täglich kontrollieren und Wasser nachfüllen, wenn es vom Gärschaum aus dem Rohr gedrückt wurde. Den Most 2 bis 4 Wochen gären lassen. Den Gärverschluss entfernen und den Ballon sofort verschließen. In den nächsten 4 Wochen die stille Gärung ablaufen lassen. Most schon während der Gärung und frisch verbrauchen. Oder danach mit einem Schlauch in Flaschen abzapfen. Sonst bleibt Bodensatz zurück, der den Most trüben würde. Die Flaschen verkorken und liegend bei 10 bis 15 Grad Celsius 12 Monate lagern.

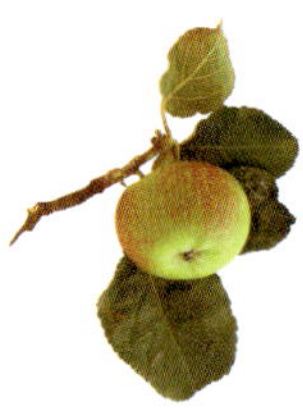

Apfelessig

(Für 3 Flaschen je 700 ml)
2 kg Äpfel • 50 ml Weißweinessig

Äpfel waschen, in kleine Stücke schneiden und fest in einen Steintopf drücken. Mit 600 ml kochendem Wasser bedecken, beschweren und zudecken. Bei 18 Grad Celsius stehen lassen. Nach 14 Tagen die Äpfel in ein Mulltuch schütten und den Saft ablaufen lassen. Den Saft pro Liter mit 25 ml Weinessig mischen und zurück in den sauberen Steintopf gießen. Wieder zudecken und weitere 14 Tage bei 18 Grad Celsius stehen lassen. Den Apfelessig durch Filterpapier gießen, in Flaschen füllen und verschließen. Lagern: 12 Monate bei 10 bis 15 Grad Celsius.

Tipp

Guter Apfelessig ist immer naturtrüb. Er sollte möglichst mit Äpfeln aus biologischem Anbau hergestellt werden. Er eignet sich vor allem für Blatt- und Fruchtsalate und für Rohkost.

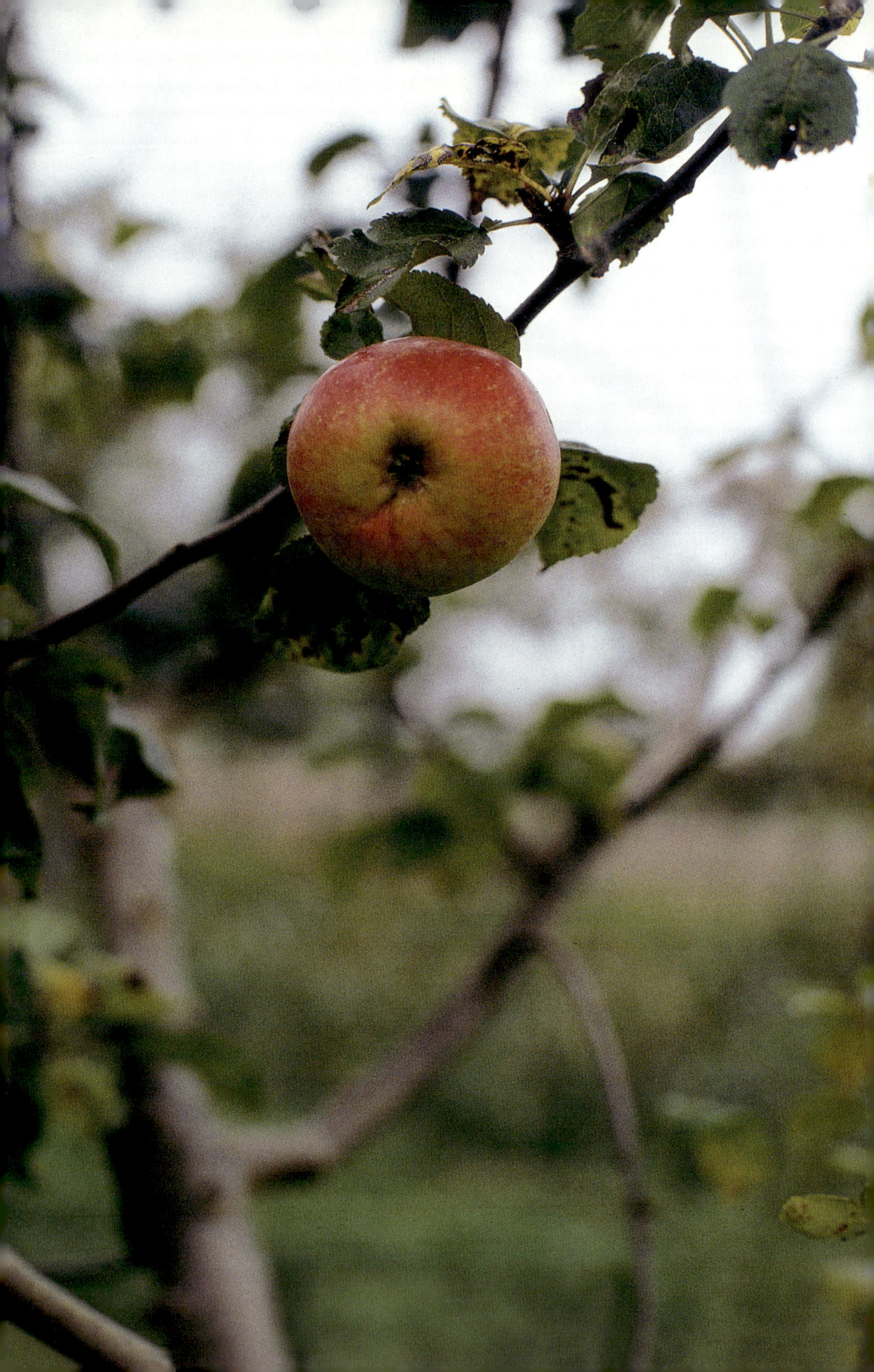

Finkenwerder Herbstprinz-Menü

Apfelsalat mit Geflügelleber
in Sauternes

❧

Suppe vom Finkenwerder Herbstprinzen
mit Meerrettich

❧

Apfel-Calvadossorbet

❧

Steak vom Königslachs
mit Senfsabayon, Apfel-Selleriepüree
und Karottensternen

❧

Tarte vom Finkenwerder Herbstprinzen
mit Apfelkrauteis

(Restaurant »Lachswehr« / Lübeck)

Apfelsalat mit Geflügelleber in Sauternes

4 Finkenwerder Herbstprinzen • 500 ml Apfelsaft
Zucker • Speisestärke • 600 g Geflügelleber
geklärte Butter • 100 ml Weißwein (Sauternes) • Salz

Äpfel schälen und in Streifen schneiden. Apfelsaft mit 1 Esslöffel Zucker aufkochen und über die Apfelstreifen gießen, gut durchmischen. Mit einem Sieb Äpfel und Saft trennen, den Saft mit etwas Speisestärke leicht binden. Einmal gut aufkochen lassen, dann zur Seite stellen. Sobald der Saft kalt ist, über die auf einem Teller angerichteten Apfelhäufchen geben. Geflügelleber enthäuten, in der geklärten Butter ca. 3 Minuten anbraten und auf den Teller zum Apfelsalat geben. In die Pfanne zum Bratensatz den Weißwein geben, zusammen aufkochen, mit einer Prise Salz würzen und über die Leber gießen.

Suppe vom Finkenwerder Herbstprinzen mit Meerrettich

1 l Rinderbrühe • 500 ml Finkenwerder Herbstprinz-Saft
250 ml Sahne • 4 geraspelte Finkenwerder Herbstprinzen
2 EL Meerrettich • Salz • Zucker

Die Brühe, den Saft und die Sahne aufkochen, die geraspelten Äpfel und den Meerrettich hinzufügen und nochmals aufkochen. Mit Salz und Zucker abschmecken.

Apfel-Calvadossorbet

250 ml Läuterzucker (Zuckersirup)
3/8 l Apfelsaft • 3/8 l Calvados

Die drei Flüssigkeiten miteinander vermischen und in eine flache Schüssel geben. In die Gefriertruhe stellen, jede Viertelstunde umrühren, bis die Masse schneematschartig gefroren ist. In Gläsern anrichten und als Zwischengang servieren.

Steak vom Königslachs mit Senfsabayon, Apfel-Selleriepüree und Karottensternen

4 Lachsfilets zu je 200 g • Zitronensaft
geklärte Butter • 250 ml Sahne • 3 Eigelb
2 EL Senf • Salz • Zucker • Sellerieknolle (600 g)
600 g Äpfel • 300 g Karotten

Lachsfilets kurz waschen, mit etwas Zitrone beträufeln und salzen. In der geklärten Butter braten, aber Vorsicht, sie sollen keine Kruste bekommen, sondern leicht bräunen. 3 Esslöffel Sahne mit den Eigelben verrühren und zur Seite stellen. Die restliche Sahne aufkochen, den Senf zugeben und mit Salz und Zucker abschmecken. Nicht mehr kochen lassen, sonst gerinnt der Senf in der Sahne! Die Mischung aus den Eigelben und der Sahne unterrühren. Die Soße mit dem Küchenmixer kurz aufschlagen und über den Lachs gießen. Die Sellerieknollen putzen, in Würfel schneiden und in etwas Wasser garen. Sind die Knollen weich, in ein Sieb zum Abtropfen geben. Äpfel schälen, die Kerngehäuse entfernen, in große Stücke schneiden und in ein wenig Butter und Wasser oder Apfelsaft garen und absieben. Nun die Äpfel und den Sellerie miteinander pürieren. Mit etwas Salz und Zucker abschmecken. Zwei Häufchen davon auf den Teller zu dem Lachs geben. Karotten in Wasser blanchieren und in Scheiben schneiden. In Butter mit etwas Zucker fertig garen und zwischen den beiden Häufchen Apfel-Selleriepüree anrichten.

Tarte vom Finkenwerder Herbstprinzen mit Apfelkrauteis

1 Paket tiefgekühlter Blätterteig • 100 g Butter
6–7 gleich große Finkenwerder Herbstprinzen
Zitronensaft • 75 g Zucker • 40 g gehobelte Mandeln
4 EL Aprikosenkonfitüre • 250 ml Sahne
1 Glas Apfelkraut • 3 Eigelb • 3 EL Zucker • 1 Prise Salz

Die Blätterteigplatten auftauen, alle bis auf eine dünn mit Butter bestreichen, diese nun aufeinander legen. Zuletzt die unbestrichene Platte obenauf legen. Den Teig nun mit einem Wellholz zu einem dünnen Teigboden ausrollen. Auf ein Backblech legen und den Rand etwas anknicken, damit sich eine kleine Erhöhung ergibt. Die Äpfel schälen, entkernen, vierteln und längs in dünne Scheiben schneiden. Damit die Äpfel nicht braun werden, ein wenig Zitronensaft daraufträufeln. Die Apfelscheiben nun dachziegelartig auf den Teig legen, immer von außen nach innen, und mit einigen Butterflöckchen sowie etwas Zucker bestreuen. Als krönenden Abschluss die Mandelplättchen darübergeben. Bei ungefähr 250 Grad im Backofen ca. 30 Minuten goldgelb backen. Die Aprikosenkonfitüre mit einem Esslöffel Wasser glatt rühren und mit einem Pinsel auf die heiße Tarte streichen. Die Sahne mit dem Apfelkraut zusammen aufkochen und danach durch ein Sieb streichen. Eigelb und Zucker in einem dickwandigen Topf auf mittlerer Hitze cremig schlagen und dann mit der heißen Apfelkrautsahne versetzen. Erneut unter ständigem Rühren erhitzen, bis die Masse etwas dicklich wird. Abkühlen lassen. Die Masse in eine Metallschüssel geben und in die Tiefkühltruhe stellen und zwei Stunden gefrieren lassen. Nach dieser Zeit die Masse kräftig mit einem Schneebesen durchrühren und wieder zwei Stunden stehen lassen. Nochmals durchrühren und nun als Bällchen geformt zu der Apfeltarte servieren.

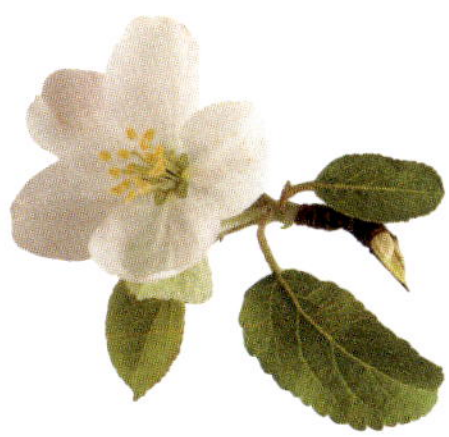

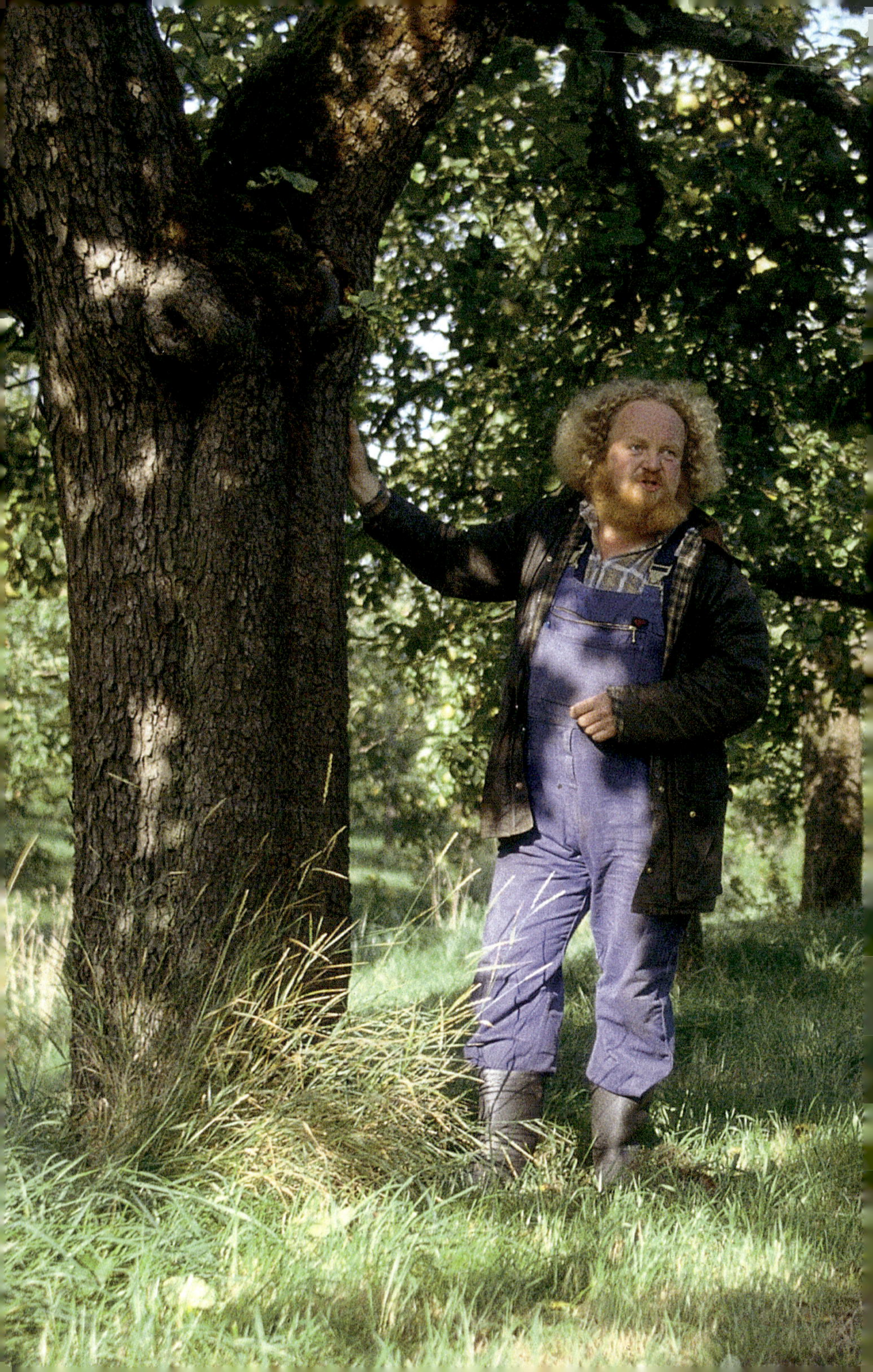

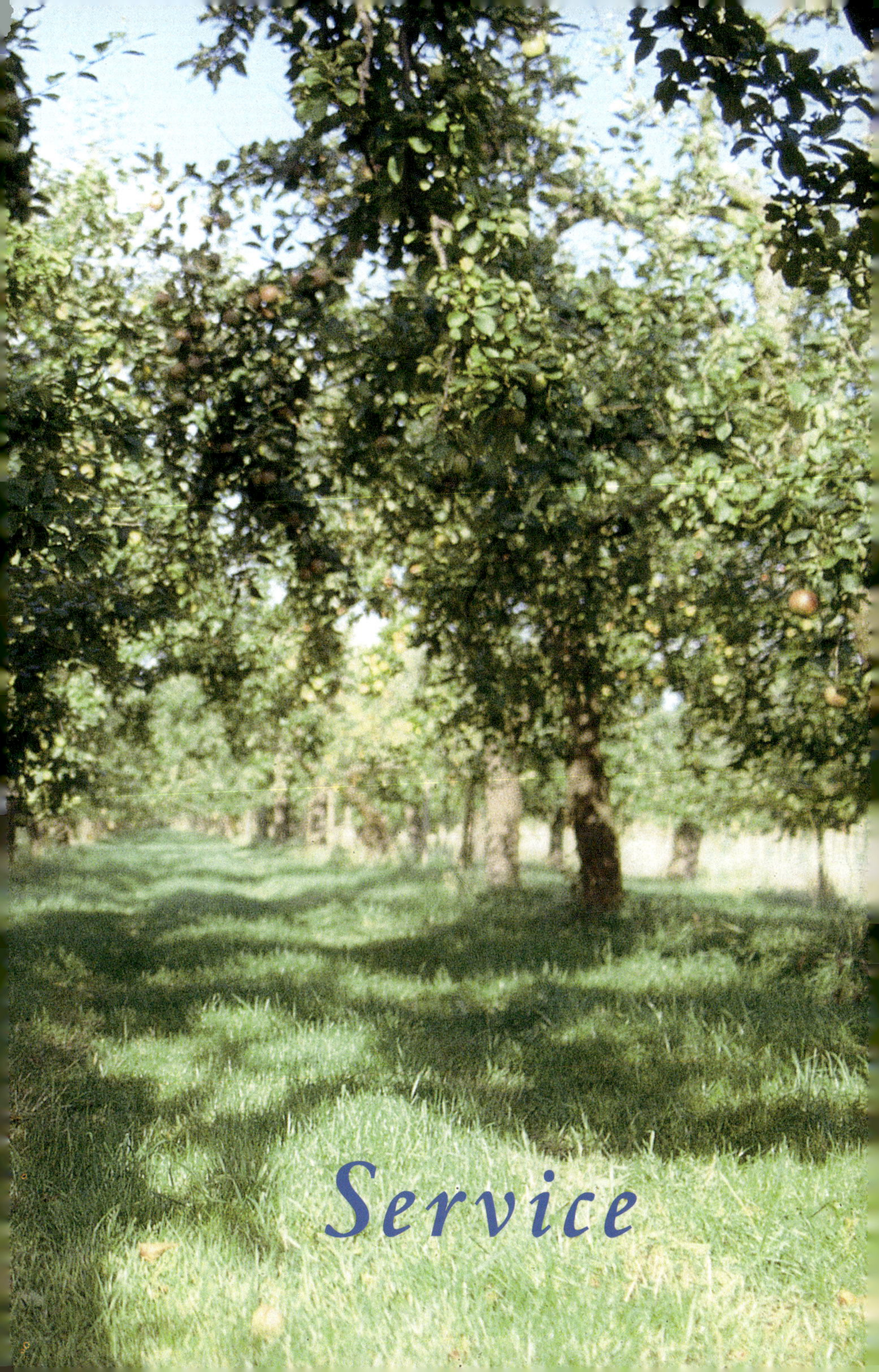
Service

Sortenempfehlungen und Adressen

Apfelsorten für Anpflanzung in Hausgärten und auf Streuobstflächen

Apfel ist nicht gleich Apfel, auch was die Ansprüche im Anbau betrifft. Es gibt nun einmal Sorten, die warme, geschützte Standorte bevorzugen und im windig-kühlen Seeklima nicht recht gedeihen: Ananasrenette, Blenheim Renette, Goldparmäne, Berlepsch, Gelber Edelapfel, Roter Trierer Weinapfel, Rheinischer Krummstil, Weißer Winterkavill u. a.

Andere Sorten wiederum entstammen einem kühleren, feuchteren Klima und gedeihen dort optimal: Boskoop, Finkenwerder Herbstprinz und alle anderen Prinzenäpfel, Ingrid Marie, Dithmarscher Paradies, Roter Münsterländer Borsdorfer u. a.

Für den Anbau in mittleren Höhenlagen kommen u. a. in Frage: Baumanns Renette, Bohnapfel, Charlamowski, Croncels, Gelber Bellefleur, graue Französische Renette, Harberts Renette, Kaiser Wilhelm, Kanadarenette, Klarapfel, Landsberger Renette, Luxemburger Renette, Mautapfel, Prinz Albrecht, Roter Bellefleur, Schöner aus Nordhausen, Winterstettinger, Zuccalmaggio Renette.

Auf moorigen Böden mit der Gefahr von Spätfrösten gedeihen robuste und lange oder spät blühende Sorten wie: Boikenapfel, Finkenwerder Herbstprinz, Groninger Krone, Holländer Prinz, Jakob Lebel, Krügers Dickstiel, Pfirsichroter Sommerapfel, Prinz Albrecht, Purpurroter Cousinot, Schöner aus Herrnhut u. a. Darüberhinaus gibt es in den verschiedenen Regionen robuste, gut an die jeweiligen Klima- und Bodenverhältnisse angepasste Regional- und Lokalsorten (siehe Empfehlungen ab Seite 189). Diese sollte man unbedingt bei der Wahl berücksichtigen. Eine unempfindliche, wohlschmeckende Lokalsorte, die vielleicht nicht einmal einen gesicherten Namen hat, wird ihren Besitzer glücklicher machen als ein höchst anspruchsvoller Cox Orange, der von Krankheiten geplagt vor sich hin kümmert und schmackhafte Früchte bringt.

Ein Hobbygärtner, dem in seinem Garten ein guter, fruchtbarer Boden in geschützter, nicht zu feuchter Lage zur Verfügung steht, hat natürlich freie Auswahl unter der vorhandenen Vielfalt. Er sollte sich nach seinem persönlichen Apfelgeschmack entscheiden und Sorten wählen, die mit ihren unterschiedlichen Genussreifezeiten ihn möglichst lange mit eigenem Obst versorgen – wenn er denn auch noch die Möglichkeit hat, sein Obst im Winter frostfrei, aber kühl (2–4 Grad Celsius) und bei genügender Luftfeuchtigkeit zu lagern. Wer in von der Natur nicht so gesegneten Landstrichen wohnt, sollte den Rat einer guten Baumschule vor Ort oder eines regionalen Pomologen- oder Gartenbauvereins einholen.

Wenn Sie sich als Hobby-Obstbauer nicht unglücklich machen wollen, sollten Sie keinesfalls die pflegeintensiven Sorten des modernen Erwerbsobstbaus pflanzen, es sei denn, Sie wollen pro Saison 15 bis 20 so genannte »Pflanzenschutzmaßnahmen« durchführen. Ohne diese wird leider aus den empfindlichen Sorten nichts. Also Hände weg von Braeburn, Cox Orange, Elstar, Fuji, Gala, Gloster, Golden Delicious, Idared, Jamba, Jonagold, Pinaflora, Pikora, Pinova, Rubinette, Shampion und Vistabella.

Die modernen, schorfresistenten Sorten kann man im Hausgarten anbauen, nur befriedigen die meisten von ihnen geschmacklich (noch) nicht, Ausnahme: Topas.

Kaufen Sie nicht die im Erwerbsobstbau üblichen schwachwüchsigen Spindelbäumchen (M9). Diese nehmen zwar wenig Platz im Garten ein, sind aber sehr empfindlich, dürfen nicht im Gras stehen und werden gern von Wühlmäusen aufgefressen.

Baumschulen

Wir haben unsererseits die Vertreter von Baumschulen und Pomologenvereinen nach regionalen Sortenempfehlungen für Anpflanzungen in Hausgärten und auf Streuobstwiesen gefragt. Die folgende Übersicht kann nicht alle Regionen des deutschsprachigen Raumes erfassen. Sie liefert jedoch Anhaltspunkte, an denen man sich orientieren kann. Diese Empfehlungen sind nicht für jemanden gedacht, der Erwerbsobstbau im landläufigen Sinne betreiben will. Für den modernen Erwerbsobstbau gelten viele der empfohlenen Sorten nicht als profitabel, weil sie nicht ertragreich genug sind. Andere Sorten sind zu transportempfindlich oder nicht maschinell sortierbar. Solche Argumente müssen jedoch für den Obstfreund, der sich ein paar Apfelbäume in den Garten pflanzen will, nicht ausschlaggebend sein. Er ist ja in der Regel nicht darauf angewiesen, alljährlich großen Mengen von Obst von seinen Bäumen zu holen. Solche Erntemassen können ja sogar lästig werden. Der Hobbygärtner kann und sollte sich den Luxus leisten, keine Allerweltssorten aus dem Gartencenter zu kaufen, sondern sich bewusst nach seinem Geschmack ausgewählte schöne, alte Sorten zu pflanzen, deren Früchte er nie im Supermarkt finden wird. Manch einer wird ihn um diese seltenen Tafelgenüsse beneiden. Und ganz nebenbei hat er auch noch dazu beigetragen. dass unsere schönen, alten Sorten nicht gänzlich verschwinden. Fragen Sie also einen guten Fachmann in einer Baumschule, einem Gartenbaucenter. Die in der Übersicht angegebenen Baumschulen führen in unterschiedlichem Maße alte und regionale Apfelsorten in ihrem Programm. Baumschulen, die ein besonders breites Sortiment solcher Sorten anbieten, sind mit einem ☆ gekennzeichnet.

Schleswig-Holstein/Hamburg

Sortenempfehlungen für den Norden und Osten:
Maren Nissen, Angelner Borsdorfer, Wilstedter Apfel, Boskoop, Filippas Apfel, Purpurroter Cousinot, Stina Lohmann (Sandböden), Gelbe Schleswiger Renette (Sandböden), Hosteiner Cox, Grahams Jubiläumsapfel (Wirtschaftsapfel)

Empfehlungen für den Süden und Westen (auch Hamburg):
Dithmarscher Paradies, Krumstedter Paradies (Sandböden), Dithmarscher Borsdorfer, Seestermüher Zitronenapfel, Martini, Stahls Winterprinz, Signe Tillisch, Filippas Apfel, Wilstedter Apfel, Gravensteiner, Finkenwerder Herbstprinz, Krügers Dickstiel (Sandböden), Wohlschmecker aus Vierlanden, Gelbe Schleswiger Renette, Maren Nissen

Baumschulen und Sortensammler:

- ☆ Baumschule Hermann Cordes, Lülanden 4, 22880 Wedel/Holst., Tel. 04103-93980
- Baumschule Kühnen, Steinberg 2, 22880 Wedel/Holst., Tel. 04103-929930
- ☆ Meinolf Hammerschmidt, Waldweg 2, 24966 Winderatt/Sörup, Tel. 04635-2745, E-Mail: hammerschmidt@alte-obstsorten.de

Regionaler Ansprechpartner des Pomologenvereins:

- Meinolf Hammerschmidt, Waldweg 2,
  24966 Winderatt/Sörup, www.alte-obstsorten.de

Niedersachsen/Bremen

Sortenempfehlungen für den Norden und Osten (auch Hamburg):
Finkenwerder Herbstprinz, Rotfranch, Seestermüher Zitronen, Wohlschmecker aus Vierlanden, Krügers oder Celler Dickstiel (Sandböden, Moor), Holländer Prinz Sandböden), Knebusch, Martens Sämling (Juwel von Kirchwerder), Martini, Mutterapfel, Biesterfeld Renette, Gravensteiner, Bremer Doodapfel, Uphuser Tietjenapfel, Altländer Jakobsapfel, Uelzener Calvill, Horneburger Pfannkuchen (Wirtschaftsapfel), Grahams Jubiläum (Wirtschaftsapfel)

Sortenempfehlungen für Oldenburg und Ostfriesland (auch Bremen):
Alander, Bockenhusen, Bohlenapfel, Doppelpison, Filippa, Holländer Prinz, Königsrenette, Ostfriesischer Herbstcalvill, Pannemanns Tafelapfel, Grahams Jubiläumsapfel (Wirtschaftsapfel), Mutterapfel, Groninger Krone, Himbeerapfel von Holowaus, Stina Lohmann, Jeverscher Osterapfel, Roter Eiserapfel, Martini, Reitländer, Roter Süßapfel, Siefkens Sämling, Stina Lohmann, Wildeshauser Renette

Sortenempfehlungen für das mittlere und südliche Niedersachsen:
Krügers Dickstiel, Danziger Kantapfel, Kaiser Wilhelm, Baumanns Renette, Goldparmäne (für geschützte Lagen), Kasseler Renette, Adersleber Calvill, Finkenwerder Herbstprinz, Halberstädter

Jungfernapfel, Schöner von Nordhausen, Biesterfeld Renette, Schwöbbersche Renette, Sulinger Grünling, Bremer Doodapfel, Himbeerapfel (von der Weser)

Baumschulen und Sortensammler:

- Eckart Brandt, Im Moor 1, 21712 Großenwörden, Tel. 04775-538, www.boomgarden.de, E-Mail: info@boomgarden.de (Sortensammlung mit Führungen, Vorträge, Baumverkauf)
- ☆ Baumschule Gerold Brüntjen, Eschhorn 1, 26188 Edewecht-Portsloge, Tel. 04405-5457
- ☆ Obstbaumschule Dietmar Cordes, Achterstadt 7, 26810 Breinermoor, Tel. 04955-5854
- Baumschule Reinhardt, Hauptstr. 60, 27313 Dörverden, Tel. 04239-330
- Obstbaumschule Dr. Ute Hoffmann, Uepser Heide 1, 27330 Asendorf, Tel. 04253-800622, E-Mail: pomologie@aol.com (ökologische Anzucht)
- ☆ Baumschule Detlev Wolters, Hillenberg 2, 28857 Syke-Wachendorf, Tel. 04240-1407
- Jens Türschmann, Hauptstr. 2, 29368 Lüsche, Tel. 05148-741
- Baumschule Kluge, An der Kirche 1, 31061 Alfeld-Gerzen, Tel. 05181-84370
- Baumschule Stenzig, Heiseder Str. 19, 31157 Sarstedt, Tel. 05066-3122
- Baumschule Bergt, Thaler Landstr. 26, 31812 Bad Pyrmont, Tel. 05281-8237
- Baumschule Jenssen, Martin-Luther-Str. 41, 37081 Göttingen-Grone, Tel. 0551-61423

- ☆ Baumschule Matthias Grünewald, Hilkenröder Str. 66, 37115 Duderstadt, Tel. 05529-494
- Baumschule R. W. Schoster, Linner Heide 7, 49152 Bad Essen, Tel. 05472-7901
- Baumschulen Dieckmann, Baumschulenweg 24, 49326 Melle, Tel. 05429-495
- Baumschulen Adolf Müller, Mimmelager Str. 1, 49610 Quakenbrück, Tel. 05431-2331
- Baumschulen Beckermann, Cappelner Damm 5, 49692 Cappeln, Tel. 04478-332

Regional-Vertreter des Pomologenvereins:

- *Nord:* Eckart Brandt, Im Moor 1, 21712 Grossenwörden, E-Mail: info@boomgarden.de
- *Mitte:* Dr. Ute Hoffmann, Uepser Heide 1, 27330 Asendorf, E-Mail: pomologie@aol.com
- *Süd:* Sabine Fortak, Arbeitsgemeinschaft Streuobst, Boimstorferstr. 1, 38154 Königslutter, Tel. 05365-2430, E-Mail: fortak@ag-streuobst.de

Mecklenburg-Vorpommern und nördliches Sachsen-Anhalt

Sortenempfehlungen:

Apfel von Lunow (Sandböden), Hasenkopf (Berliner), Gelber Richard, Drüwken, Finkenwerder Herbstprinz, Doppelte Nonne, Ruhm von Vierlanden, Boikenapfel, Doberaner Renette, Fürst Blücher, Gravensteiner (auf guten, etwas feuchten Böden) Krügers Dickstiel, Landsberger Renette, Mecklenburger Krummstiel,

Pommerscher Krummstiel, Pommerscher Schneeapfel, Prinz Albrecht von Preußen, Ruhm von Kirchwerder (Johannsens Roter Herbst), Säftstaholms Rosenapfel, Martini, Schöner von Nordhausen, Altmärker Goldrenette, Prinzenapfel, Wintergewürzapfel, Kaiser Wilhelm, Nathusius Taubenapfel

Baumschulen:

- Baumschule Sanitz, Waldweg 9, 18190 Sanitz, Tel. 038209-336
- Ostsee-Baumschulen Hinrichs, Wismarsche Str. 37, 18236 Kröpelin, Tel. 038292-246 und -79590
- Crivitzer Baumschule, Settiner Weg 17a, 19089 Crivitz, Tel. 0363-555993
- Güstrower Baumschulen, Am Bärstämmweg 39d, 18273 Güstrow, Tel. 03843-68509
- Vorpommersche Baumschulen, Baumschulstr. 21, 17121 Klein Zetelvitz, Tel. 039998-10627
- Uga's Baumschule, Detlef Wolf, Siebenlinden 1, 38486 Popau/Altmark, Tel. 039000-90871

Regionalvertreter des Pomologenvereins:

- Horst Friedrich, Tolstoiweg 11, 18273 Güstrow, Tel. 03843-331581, E-Mail: phfriedrich@yahoo.de
- Dr. Friedrich Höhne, Mitteldorf 12, 18239 Gorow, Tel. (nach 18 Uhr) 038207-75878

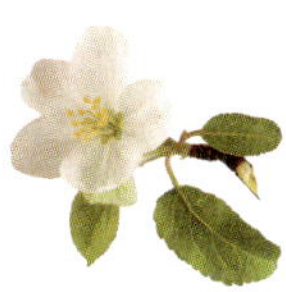

Brandenburg und Berlin

Sortenempfehlungen:

Apfel aus Halder, Apfel aus Lunow (Sandböden), Bismarck, Borsdorfer, Carola, Danziger Kantapfel, Dülmener Rosenapfel, Edler aus Leipzig, Erwin Baur, Fraas Sommercalvill, Große Kasseler Renette, Grüner Winterstettiner, Halberstädter Jungfernapfel, Herma, Krügers Dickstiel, Landsberger Renette, Maibiers Parmäne, Martens Sämling, Pommerscher Krummstiel, Prinz Albrecht von Preußen, Schöner aus Nordhausen

Baumschulen:

- Baumschule Schneider, Uferpromenade 7–8, 14089 Berlin, Tel. 030-368928-0
- Gehölzanzuchten C. Fischer, Ernst-Thälmann Str. 9, 14827 Wiesenburg, Tel. 033849-50410
- Baumschule Fischer, Steinfurter Allee 35, 16230 Lichterfelde (Eberswalde), Tel. 03334-219139
- Baumschule Jakob, Lichtenhain 27, 17268 Klaushagen, Tel. 039889-8258

Regionalvertreter des Pomologenvereins:

- Dr. Ingeborg Grittner, Im Park 1, 14476 Marquart, Tel. 033208-57279, E-Mail: inge-grittner@gmx.de
- Manfred Krakow, Akazienweg 22, 19348 Perleberg, Tel. 03876-786085, E-Mail: mk-perle@t-online.de

Ansprechpartner im Raum Berlin:

- Hans Georg Kosel, Lessingstr. 264, 16515 Oranienburg-Eden, Tel. 03301-538488, E-Mail: info@kosel-systemeinrichtung.de

Nordrhein-Westfalen

Sortenempfehlungen:
Gelber Münsterländer Borsdorfer, Roter Münsterländer Borsdorfer, Biesterfeld Renette, Dülmener Rosenapfel, Finkenwerder Herbstprinz, Gravensteiner, Groninger Krone, Harberts Renette, Krügers Dickstiel, Ravensberger, Rheinischer Bohnapfel, Rheinischer Krummstiel, Rheinischer Winterrambur, Rote Sternrenette, Schöner aus Wiedenbrück, Westfälische Graue Renette, Westfälischer Gulderling, Zuccalmaggio Renette

Baumschulen:

- Baumschule Bernhard Eikermann, Selser Str. 2, 32689 Kalletal, Tel. 05264-9102
- Baumschule Rolf Krämer, Bielefelder Str. 202–206, 32758 Detmold, Tel. 05231-68778
- Niederadener Baumschulen W.-D. Giesebrecht, Im Dorf 23, 44532 Lünen, Tel. 02306-40515
- Baumschule Budde, Residenzstr. 64, 32657 Lemgo, Tel. 05261-89098
- Baumschule Helfgerdt, Rietberger Str. 44, 33129 Delbrück, Tel. 05250-8145

Baumschulen im Rheinland:

- Baumschule Hermann Morjan, Rheinweg 30, 41812 Erkelenz (Grambusch), Tel. 02431-2286
- Baumschule Wilfried Blume, Haus Blumenthal 6, 52379 Langerwehe, Tel. 02423-2156
- Baumschule Karl-Heinz Plum, Wassenberger Str. 59, 52525 Heinsberg (Unterbruch), Tel. 02452-62315

- Baumschule W. Hau, Walberberger Str. 10, 53332 Bornheim (Walberberg), Tel. 02227-3196
- Baumschule Wilh. Ley, Baumschulenweg 20, 53340 Meckenheim, Tel. 02225-91440
- Baumschule Fuhs & Sohn, Alfterer Straße 210, 53347 Alfter (Gielsdorf), Tel. 02222-934488
- Baumschule Gerd Reinhard, Flerzheimer Str. 14, 53359 Rheinbach (Flerzheim), Tel. 02226-10420
- Baumschule Paul Neuenfels, Jüngsfelder Str. 3, 53639 Königswinter (Uthweiler), Tel. 02244-2306
- Baumschule Behrens, Soerser Str.27, 52070 Aachen, Tel. 0241-153048

Regionalvertreter des Pomologenvereins:

- Lydia Bünger, Brunnenstr. 29, 32805 Horn-Bad Meinberg, Tel. 05234-98448, E-Mail: lybuenger@lycos.de
- Hans-Joachim Bannier, Humboldtstr. 15, 33615 Bielefeld, Tel. 0521-121635, E-Mail: alte-apfelsorten@web.de
- Franz-Wilhelm Ingenhorst, Freybergweg 9, 48483 Wesel, Tel. 0281-1647787, E-Mail: nabu-wesel@onlinehome.de
- Friedhelm Geldsetzer, Mühlenstr. 2, 57258 Freudenberg, Tel. 02734-1364, E-Mail: geldsetzer.akustik@gmx.de

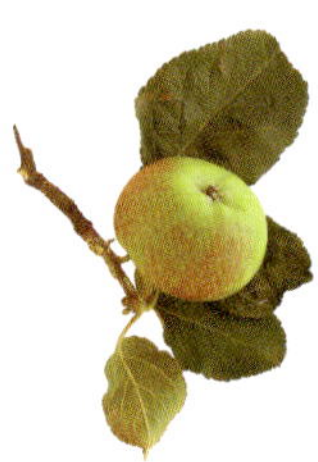

Hessen

Sortenempfehlungen für Nord- und Mittelhessen:
Harberts Renette, Blenheim Renette, Gelber Richard, Biesterfeld Renette, Kösler Edelapfel, Netzrenette, Tiefenblüte, Korbacher Edelrenette, Metzrenette, Ausbacher Roter

Sortenempfehlungen für Mittel- und Südhessen:
Harberts Renette, Blenheim Renette, Heuchelheimer Schneeapfel, Siebenschläfer, Gacksapfel, Anhalter, Hartapfel, Dörheimer Streifling, Gelber Trierer Weinapfel, Dietzels Rosenapfel, Friedberger Bohnapfel

Baumschulen und Sortensammlungen:

- ☆ Baumschule Wohlgemuth, Kirschweg 10, 34388 Trendelburg, Tel. 05675-5952
- ☆ Baumschule Pflanzlust, Niederelsunger Str. 15, 34466 Wolfhagen-Nathfelden, Tel. 05692-2088 (biologische Anzucht)
- ☆ Baumschule Rinn, Heuchelheimer Str. 124, 35398 Gießen-Heuchelheim, Tel. 0641-62850
- ☆ Baumschule K.-H. Spieß, Weidenstr. 22, 37194 Wahlsburg, Tel. 05572-93740
- ☆ Baumschule Werner Weil, Konrad-Adenauer-Str. 11, 55218 Ingelheim, Tel. 06132-43060

Regionalvertreter des Pomologenvereins:

- Steffen Kahl, Bachstr. 28, 35614 Aßlar, Tel. 06443-3962, E-Mail: steffen.kahl@online.de
- Werner Nussbaum, Taunusstr. 17, 61137 Schöneck, Tel. 0172-8053117, E-Mail: werner_nussbaum@web.de

- Ralf u. Andrea Kämmerer, Landstr. 92, 34454 Bad Arolsen, Tel. 05691-40841, E-Mail: ralf.kaemmerer@gmx.net

Informationen für die Rhön auch über:

- Rhöner Apfelinitiative e.V., Eisenacher Str. 24, 36115 Ehrenberg-Seiferts, Tel. 06683-238

Südliches Sachsen-Anhalt, Thüringen, Sachsen

Sortenempfehlungen:

Geheimrat Breuhan, Goldparmäne, Roter Herbstcalvill, Grüner Fürstenapfel, Königlicher Kurzstiel, Blenheim Renette, Geflammter Cardinal, Carola, Schöner von Herrnhut, Schöner von Nordhausen, Auralia, Erwin Baur, Jakob Fischer, Galloway Pepping, Geflammter Kardinal, Helios, Kaiser Wilhelm, Minister Hammerstein, Prinz Albrecht von Preußen, Prinzenapfel, Riesenboiken, Reka, Relinda, Retina

Sortensammlungen und Baumschulen:

- Wilsdruffer Baumschulen, Nossener Str. 42, 01723 Wilsdruff, Tel. 035204-48330
- ☆ Baumschulen Wolfgang Müller, Stübelstr. 3, 04758 Oschatz, Tel. 03435-9761-0
- Baumschulen Schauer & Söhne, Brachstedter Str. 14, 06118 Halle-Tornau, Tel. 0345-5229580
- Baumschule Martin Pechmann, Ratswall 7b, 06366 Köthen, Tel. 03496-212644
- Freiberg Baumschulen, Kleiner Schulweg 27, 09599 Freiberg, Tel.03731-22673

- Baumschulen Beyme, Seehof 1, 39114 Magdeburg, Tel.0391-8114745

Regionalvertreter des Pomologenvereins für Sachsen-Anhalt:

- Manfred Ruppert, Pappelweg 6, 06366 Köthen, Tel. 0177-7971754, E-Mail: ruppertappelhof@aol.com

für Thüringen:

- Dr. Werner Schuricht, Thomas-Mann-Str. 13a, 07743 Jena, Tel. 03641-440943
- Dr. Annette Braun-Lüllemann, An der Kirche 5, 37318 Hohengandern, Tel.036081-60589, E-Mail: braun-luellemann@t-online.de

für Sachsen:

- Holger Wiener, Poisentalstr. 125, 01705 Freital, Tel. 0351-6443575, E-Mail: streuobstservice@gmx.de

Rheinland-Pfalz und Saarland

Sortenempfehlungen:

Bachapfel, Brettacher, Charlamowski, Edelborsdorfer, Freinsheimer Taffetapfel (trockene Böden), Graue Franz. Renette, Graue Herbstrenette, Heimeldinger, Kobertsapfel, Leistadter Rotapfel, Puhlapfel, Roter Bellefleur, Rheinische Schafsnase, Schwarzschillernder Kohlapfel, Waldapfel, Weinröschen, Wissinger, Wollenschläger, Wackenborner Schafsnase, Rheinischer Winterrambur, Rheinischer Bohnapfel, Rote Sternrenette, Goldparmäne, Erbachhofer Weinapfel, Roter Trierer Weinapfel, Gewürzluiken, Topaz

Baumschulen:

☆ • Baumschule Ritthaler, Dietschweilerstr. 20, 66882 Hütschenhausen, Tel. 06372-5880

Regionalvertreter des Pomologenvereins für Rheinland-Pfalz und Luxemburg:

- Richard Dahlem, Maison 18, L-9740 Boevangen, Tel. 00352-26914374, E-Mail: bongert@pt.lu
- Arbeitskreis »Historische Obstsorten der Pfalz«, Klaus Hünerfauth, Haardtweg 12, 67377 Gommersheim, Tel. 06327-5304, E-Mail: klaus-huenerfauth@t-online.de

für das Saarland:

- Karl Rudi Reiter, Hauptstr. 59, 66701 Beckingen, Tel. 06832-7029, E-Mail: rkreiter@t-online.de

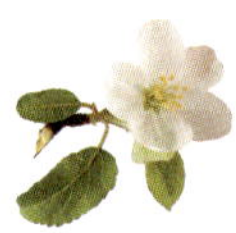

Baden-Württemberg

Sortenempfehlungen:

Berlepsch, Berner Rosenapfel, Bittenfelder, Blumenberger Langstiel, Börtlinger Weinapfel, Brettacher, Champagner Renette, Engelsberger, Gehrers Rambur, Gewürzluiken, Goldparmäne, Gravensteiner, Hauxapfel, Jakop Fischer, Kaiser Wilhelm, Kardinal Bea, Krügers Dickstiel (für Höhenlagen), Linsenhofer Sämling, Öhringer Blutstreifling, Rheinischer Bohnapfel, Rheinischer Winterrambur, Sonnenwirtsapfel, Schweizer Orangenapfel, Taffetapfel, Zabergäu Renette, Zuccalmaggio Renette

Baumschulen:

- Baumschule Müller, Paul Lincke Weg 2, 69245 Bammental, Tel. 0172-7147597
- Baumschule Schieber, Brüdener Str. 44, 71554 Weissach i.T., Tel. 07191-54619
- Baumschule Hoffmann, Neckargröninger Str. 40, 71640 Ludwigsburg, Fax 07141-291078
- Obstbaumschule Reiner Wahl, Huberweg 12, 72581 Dettingen
- Baumschule Entenmann, In den Gründen, 73235 Weilheim/Teck, Tel. 07023-3917
- ☆ Baumschule Ulmer, Obere Grabenstr. 34, 73235 Weilheim/Teck, Tel. 07023-2838
- Baumschule-Gartencenter Heckmann, Bühlweg 3, 74259 Widdern, Tel. 06298-92250
- Baumschule Arnold, Ohrnberger Steige 26, 74613 Öhringen, Tel. 07948-805
- Baumschule Bräuninger, Lammstr. 21, 75196 Remchingen, Tel. 07232-71379
- Baumschule Meyer Mooserstr. 26, 77839 Lichtenau, Tel. 07227-2548
- Baumschule Schwendemann, Pestalozzistr. 1, 77933 Lahr, Tel. 07821-32018
- Baumschule Zolg, Ob dem Dorf 5, 78244 Gottmadingen, Tel. 07734-934100
- Baumschule Ganter, Baumweg 2, 79369 Wyhl, Tel. 07642-1061
- Baumschulen App, Daugendorfer Str. 45, 88527 Unlingen, Tel. 07371-7225
- Baumschule Münkel, Talsiedlung 6, 97900 Külsheim, Tel. 09345-400

Sortensammlung und Hobbybaumschule:

- Walter Emser, Friedhofstr. 2/1, 88085 Langenargen, Tel. 07543-1371

Regionalvertreter des Pomologenvereins:

- Hans Thomas Bosch, Auenweg 4, 88696 Owingen, Tel. 07551-60533, E-Mail: bellefleur.bosch@t-online.de
- Hermann W. Schreiweis, Hauptstr. 34, 74225 Roigheim, Tel. 06298-929349

Fachberatung:

- Landesverband für Obstbau, Garten und Landschaft (LOGL), Klopstockstr. 6, 70193 Stuttgart, Tel. 0711-632901

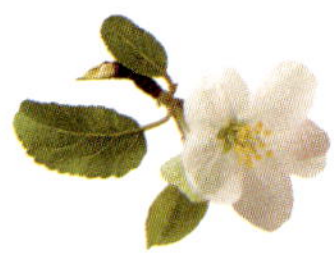

Bayern

Sortenempfehlungen:

Ananas Renette, Auralia, Baumanns Renette, Berlepsch, Brauner Matapfel, Brettacher, Carola, Engelsberger Renette, Erbachhofer Mostapfel, Gelber Edelapfel, Grüner Stinzendorfer, Häckerapfel, Hauxapfel, Himbeer-Jakobusapfel, Hirschknäckerla, Jakob Fischer, Josef Musch, Kalterer Böhmer, Korbiniansapfel, Linsenhöfener Renette, Pfaffenhofer Schmelzling, Schlesischer Lehmapfel, Schöner von Wiltshire, Teuringer Rambur, Wachsrenette von Benediktbeuren, Welschisner, Wettringer Taubenapfel, Zabergäu Renette

Baumschulen:

☆ • Baumschule Baumgartner, Hauptstr. 2, 84378 Nöham bei Pfarrkirchen, Tel. 08726-205

☆ • Baumschule Brenninger, Hofstarring 2, 84439 Steinkirchen, Tel. 08084-259901 (biologische Anzucht)

☆ • Baumschule Oppel, Dillenbergstr. 13, 90579 Langenzenn-Stinzendorf, Tel. 09101-2862

☆ • Eugen Schmidt, Waldstr. 26, 91099 Poxdorf, Tel. 09133-3327

☆ • Armin Schlereth, Fuldaer Str. 14, 97762 Hammelburg, Tel. 09732-2512

Regionalvertreter des Pomologenvereins:

- Margot und Alfred Findeiß, Stebener Weg 10, 95138 Bad Steben/Bobengrün, Tel. 09288-1249, E-Mail: alfred@kuechencenter-findeiss.de
- Anton Klaus, Am Hofgraben 5, 86865 Oberneufnach, Tel. 08262-805

Infos auch bei:

- Gesellschaft für Pomologie und Obstsortenerhaltung Bayern (GPO), Hauptstr. 56, 91732 Merkendorf, Internet: www.gpo-bayern.de

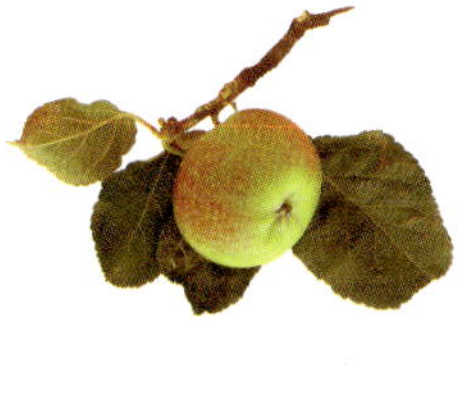

Reiser von Apfelsorten für Interessenten

- Landwirtschaftskammer Hannover, Pflanzenschutzamt, Postfach 910810, 30428 Hannover, Tel. 0511-4005-172-208
- Landespflanzenschutzamt Sachsen-Anhalt, Lerchenwuhne 125, 39128 Magdeburg, Tel. 0391-2569-450-453
- OGR, Gesellschaft für Anzucht und Vermehrungsmaterial mbH, Obstbaumreiserverkauf, Postfach 1229, 53334 Meckenheim, Tel. 02225-92080
- Landesanstalt für Pflanzenbau und Pflanzenschutz, Essenheimer Str. 144, 55128 Mainz, Tel. 06131-993043
- Reiserschnittgarten Weinsberg GmbH, Postfach 74185, 74189 Weinsberg, Tel. 07134-903343
- Institut für Obstbau und Baumschule der VA an der FH Weihenstephan, Am Staudengarten 12, 85354 Freising, Tel. 08161-711 (nur Kleinmengen, nicht für gewerbliche Zwecke)
- Landratsamt Forchheim, Kreisfachberater für Obstbau Tobias Vogel, Dienststelle Ebermannstadt, 91320 Ebermannstadt, Tel. 09194-723475
- Landwirtschaftliche Lehranstalten Triesdorf, Obstsortenzentrum, 91746 Weidenbach, Tel. 09826-18129 (nur Kleinmengen, nicht für gewerbliche Zwecke)

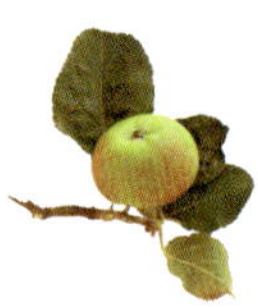

Österreich

Baumschulen mit alten Obstsorten:

- ☆ Max Arthofer, Dorf 2, A-4081 Hartkirchen, Tel. 07273-8202
- ☆ Martin Artner, A-3971 Bad Großpertholz 91, Tel. 02857-2970
- Obstbaumschule Chance B, A-8200 Gleisdorf, Franz-Josefstr. 5, Tel. 03112-4911
- Eduard Danninger, Aichberg 6, A-4974 Ort i.I., Tel. 07751-408
- Hans Deimel, Ziegenberg 94, A-8312 Ottendorf, Tel. 03114-5102
- Baumschule Ecker, Hauptstr. 29, A-8071 Grambach, Tel. 0316-401112
- Bernhard Huber, A-9872 Obermillstadt 93, Tel. 04766-3542
- Ernst Junger, Augentobl 3, A-4751 Dorf/Pram, Tel. 07764-6712
- ☆ Obstbau Familie Matzer, A-8211 Nitschaberg 19, Tel. 03118-2566
- Hans Pernerstorfer, Kremserstr. 11, A-3542 Gföhl, Tel. 02716-6456
- ☆ Rudolf Raninger, Hofstetten 6, A-4724 Neukirchen/W., Tel. 07278-3097
- Gottfried Reiter, Schloßgasse 8, A-3423 St. Andrä-Wördern, Tel. 02242-322550
- Peter Wiesinger, Edelhof 9, A-3350 Haag, Tel. 07434-42414

Italien (Südtirol)

Baumschulen mit alten Obstsorten:

- Sagmeister, Alfred, Baumschule, Leirinstr. 3, I-39011 Lana, Südtirol
- Hafner, Franz, Baumschulen, Pillhoferstr. 27, Frangert, I-39057 Eppan-Südtirol
- Werners Baumschulen, Ladestett 117, I-39040 Natz/Schabs
- Baumschule Putzerhof, Schabs 40B, I-39040 Natz/Schabs

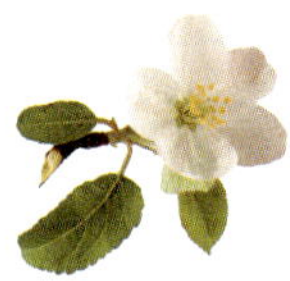

Schweiz

Baumschulen mit alten Obstsorten:

- Toni Suter, Langacker 21, CH-5405 Baden, Tel. 056-4931212
- Toni Spreng, Haldimoos, CH-4922 Bützberg, Tel. 062-9631132
- Aebi-Kaderli, Baumschule, CH-3186 Düdingen, Tel. 026-4184343
- Hauenstein AG, Landstr. 42, CH-8197 Rafz, Tel. 01-8791122
- Friedrich Walti jun., Staldenstr. 49, CH-5724 Dürrenäsch, Tel. 062-7771980
- Max Salathé, Hof Grund, CH-4457 Diegten, Tel. 061-9712744

Frankreich (Elsaß)

Baumschulen mit alten Obstsorten:

- Pépinières Rietsch, 4, rue de la Rotonde, F-67200 Strasbourg, Tel. 0388-270303
- Pépinières Jean Gissinger SA, Route Nationale 83, F-68250 Rouffach, Tel. 0389-496495

Belgien

Baumschulen mit alten Obstsorten:

- ☆ Bart Dequidt, Nieuwstraat 70, B-8956 Kemmel
- ☆ André Hendrickx, Leopold-Scheipers-Laan 59, B-2950 Kapellen

Niederlande

Baumschulen mit alten Obstsorten:

- ☆ Hendrik ten Elsen, Kempersdijk 50A, NL-7161 Neede (Gelderland, nahe der deutschen Grenze), Tel. 0545-293065
- ☆ Auke R. Kleefstra, Weaze 29, NL-8495 HE Aldeboarn (Friesland), Tel. 0566-631588

Großbritanien

Baumschulen mit alten Obstsorten:

- ☆ Keeper's Nursery, of Gallants Court, East Farleigh, Maidstone, Kent, ME15 OLE

- Thornhayes Nursery, St. Andrews Wood, Dulford, Cullompton, Devon EX15 2DF
- Butterworth's Nursery, Garden Cottage, Auchinlech House Estate, Cumnock, Ayrshire, Scotland KA18 2LR

Weitere wichtige Adressen

Deutschland:

- Pomologenverein (Geschäftsstelle), Joachim Brauss, Burgacker 5, 53359 Rheinsbach, www.pomologen-verein.de (ca. 500 Mitglieder)
  Hier können auch vom Verein neu herausgegebene Reprints historischer pomologischer Literatur bestellt werden.
- Naturschutzbund Deutschland e.V., Bundesgeschäftsstelle Bonn, Barbara Wagner, Herbert-Rabius-Str. 26, 53225 Bonn, Tel. 0228-97561-17
  Betreut Streuobst-Projekte, gibt vierteljährlich einen »Streuobst-Rundbrief« heraus, Buchversand zum Thema.
- Naturpädagogischer Buchversand, Kirchstr. 13, 75438 Freudenstein, Tel. 07043-907183
  »Streuobst-Materialversand« (Bücher, Broschüren, Dokumentationen, Faltblätter etc.)

Österreich:

- Arche Noah, Obere Straße 40, A-3553 Schloss Schiltern (NÖ), Tel. 02734-8626, E-Mail: info@arche-noah.at (ca. 5000 Mitglieder).
- Wieseinitiative, Wiesenbüro, Raiffeisenstr. 24, A-7540 Glüssing, Fax: 03322-43026.

Erhaltung und Förderung des Streuobstbaus im Südburgenland.

Schweiz:

- Fructus, Sabine Vögeli, Glärnischstr. 31, CH-8820 Wädenswil, Tel. 01-7804378
- Pro Specie Rara, Obstsortenzentrale, Pfrundweg 14, CH-5000 Aarau, Tel. 062-8320820

Frankreich:

- Association Nationale des Croqueurs de Pommes, Société d'Arboriculture de Bourtzwiller, Gérard Christen, 17, rue Guynemer, F-68200 Mulhouse, Tel. 0389-525430
- Association Apfel Bisser, Jean Baltenweck, 6, rue du Cimetière, F-68150 Ribeauville, Tel. 0389-733445
- Centre de Pomologie »La Mazière«, F-30124 Peyrolles, Tel. 0466-853214

Belgien:

- Nationaale Boomgaarden Stichting (NBS), Postbus 49, B-3500 Hasselt, *NBS-Sekretariaat:* Kersendaal 1, B-3724 Vliermaal (Belgisch-Limburg), Tel. 012-391188

Niederlande:

- Noordelijke Pomologische Vereniging (npv), Postbus 353, 9400 AJ Assen, www.npv-fruithof.nl

Großbritanien:

- Brogdale Horticultural Trust, Brogdale Road, Faversham, Kent ME13 8XZ, Tel. 01795-535286 (Sortengarten mit ca. 2400 Apfelsorten)

Restaurantempfehlungen

Und wenn Sie mal keine Lust zum Kochen haben: hier eine Liste von Restaurants mit »Apfellust«, die während der Apfelsaison leckere und phantasievolle Apfelgerichte anbieten.

- Restaurant Strandhalle, Strandpromenade 5, 18609 Ostseebad Binz (Rügen), Tel. 038393-31564
- Stoof Mudders Kroog, Restaurant im Freilichtmuseum am Kiekeberg, 21224 Ehestorf, Tel. 040-79144498
- Restaurant Ollanner Buurhuus im Schützenhof, Schützenhofstr. 16, 21635 Jork, Tel. 04162-91460
- Kehdinger Landhotel, Ritschermoor 14, 21706 Drochtersen, Tel. 04148-61900
- Viebrocks Gasthaus, Hohebrügge, Rutenbeck 1, 21640 Bliedersdorf, Tel. 04164-2284
- Gasthaus Zur Krone, Eisenacher Str. 24, 36115 Ehrenberg-Seiferts, Tel. 06683-238
- Hotel und Restaurant Alte Klostermühle, Kloster Arnsburg, 35423 Lich, Tel. 06404-91900
- Romantik Hotel Spielweg, Spielweg 61, 79244 Münstertal, Tel. 07636-7090
- Hotel Victoria, Poststr. 2–4, 97980 Bad Mergentheim, Tel. 07931-5930
- Restaurant Wielandshöhe, Alte Weinsteige 71, 70597 Stuttgart-Degerloch, Tel. 0711-6408848
- Romantik Hotel Residenz am See, Uferpromenade 11, 88709 Meersburg, Tel. 07532-80040

Literaturempfehlungen

Arche Noah u. a.: Die besten Hausrezepte rund um den Apfel (Mappe). Zu beziehen über: Arche Noah, A-3553 Schiltern

Bänninger, A.: Faites vos Pommes! Zauberapfel – Apfelzauber, eine Art Kulturgeschichte des Apfels. Benteli Verlags AG, Wabern/Bern 1997, ISBN 3-7165-1070-X

Bartha-Pichler, B., u. a.: Rosenapfel und Goldparmäne. 365 Apfelsorten – Botanik, Geschichte und Verwendung. In Zusammenarbeit mit ProSpecieRara/Fructus, AT-Verlag, Baden (CH), München 2005, ISBN 3-03800-209-7

Blaich, U.: Alte Obstsorten und Streuobstbau in Österreich. Grüne Reihe des Bundesministeriums für Umwelt, Bd. 7, austria medien service, A-8010 Graz, ISBN 33-85333-000-2

Böge, St.: Äpfel. Vom Paradies bis zur Verführung im Supermarkt. Zu beziehen über die Autorin: Altwahlershausen 6, 34131 Kassel, E-Mail: Pomofski@aol.com

Brandt, E.: Von Äpfeln und Menschen. Brandts Apfelfibel. Verlag Atelier im Bauernhaus, 28870 Fischerhude 2005, ISBN 132-309-0

Friedrich, G., u. a.: Handbuch Obstsorten – 300 Obstsorten in Wort und Bild. Sonderausgabe. Ulmer Verlag, Stuttgart 2005, ISBN 3-8001-4853-6

Gaucher, N.: Pomologie des praktischen Obstbaumzüchters. Stuttgart 1894, Reprint Manuscriptum, Recklinghausen 1997

Grill, D., u. a.: Alte Apfel- und Birnensorten für den Streuobstbau. Leopold Stocker Verlag, Graz 2005, ISBN 3-7020-1087-4

Hachfeld, R., u. a.: Apfel. Kultur, Mythos, Gesundheit, Rezepte. Umschau Verlag, Berlin 1999

Hartmann, W. u. a.: Farbatlas Alte Obstsorten. Verlag Eugen Ulmer, Stuttgart 2003

Jahn, F., u. a.: Illustriertes Handbuch der Obstkunde. Nachdruck der Erstausgabe von 1859, im Auftrag des Pomologenvereins 2002 erstellt und über dessen Geschäftsstelle zu beziehen

Keipert, K.: Alte Apfel- und Birnensorten für Garten und Landschaft. Bonn, 1998. Zu beziehen über: Landwirtschaftskammer Rheinland, Endenicher Allee 60, 53115 Bonn

Kempf, B., u. a.: Rhöner Apfelträume. Eine poetische und kulinarische Reise durch die vier Zeiten des Rhöner Apfeljahres. Verlag Perzeller, Fulda 1999

Landfrauenverein Altes Land: Leckere Früchte in köstlichen Gerichten aus dem Alten Land. Stade 1999, ISBN 3-00-005139-2

Landfrauenverein Landecker Amt: Landecker Apfelbüchlein. Zu beziehen über: LFV Landecker Amt, Landeckerstr. 111, 36277 Schenklengsfeld

Lässig, Ch., u. a.: Dem großen Gärtner auf der Spur. Von Pfarrgärten im Allgemeinen und denen in Thüringen im Besonderen. Wartburg Verlag 2004, ISBN 3-86160-159-1

Lucas, Ed.: Abbildungen württembergischer Obstsorten. Erstausgabe Cannstadt 1857, Nachdruck im Auftrag des Pomologenvereins 2001 erstellt und über dessen Geschäftsstelle zu beziehen

Morgan, J., Richards A.: The Book of Apples. Ebury Press, London 1993

Mühl, F.: Alte und neue Apfelsorten. Bayerischer Landesverband für Gartenbau und Landespflege e.V., München 2005, ISBN 3-87596-093-9

Petzold, H.: Apfelsorten. Verlag J. Neumann Verlag, Radebeul 1990

Pomologenverein Landesgruppe Hessen: Erhaltenswerte Obstsorten für Hessen. Zu beziehen über: Steffen Kahl, Bachstr.28, 35614 Aßlar

Scherenberg, M., u. a.: »Zum Anbeißen«. Das hessische Apfelbuch, Eichborn Verlag, Frankfurt a. M. 1996

Schmidt M.: Warum ein Apfel, Eva? Die Bildsprache von Baum, Frucht und Blume. Verlag Schnell & Steiner, Regensburg 2000

Silbereisen, R.: Apfelsorten. Marktsorten, Neuheiten und Mostäpfel. Verlag Eugen Ulmer, Stuttgart 1986

Votteler, W.: Verzeichnis der Apfel- und Birnensorten. Obst- und Gartenbauverlag, München 1993

Zirfas, J., Alves, C. (Hrg.): Äpfel. Eine kleine kulinarische Anthologie. Philipp Reclam Jun., Stuttgart 1998

Register

Personen- und Sachregister

Apfelsorten

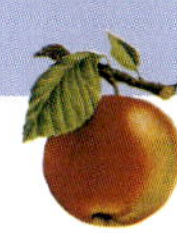

Rezeptregister

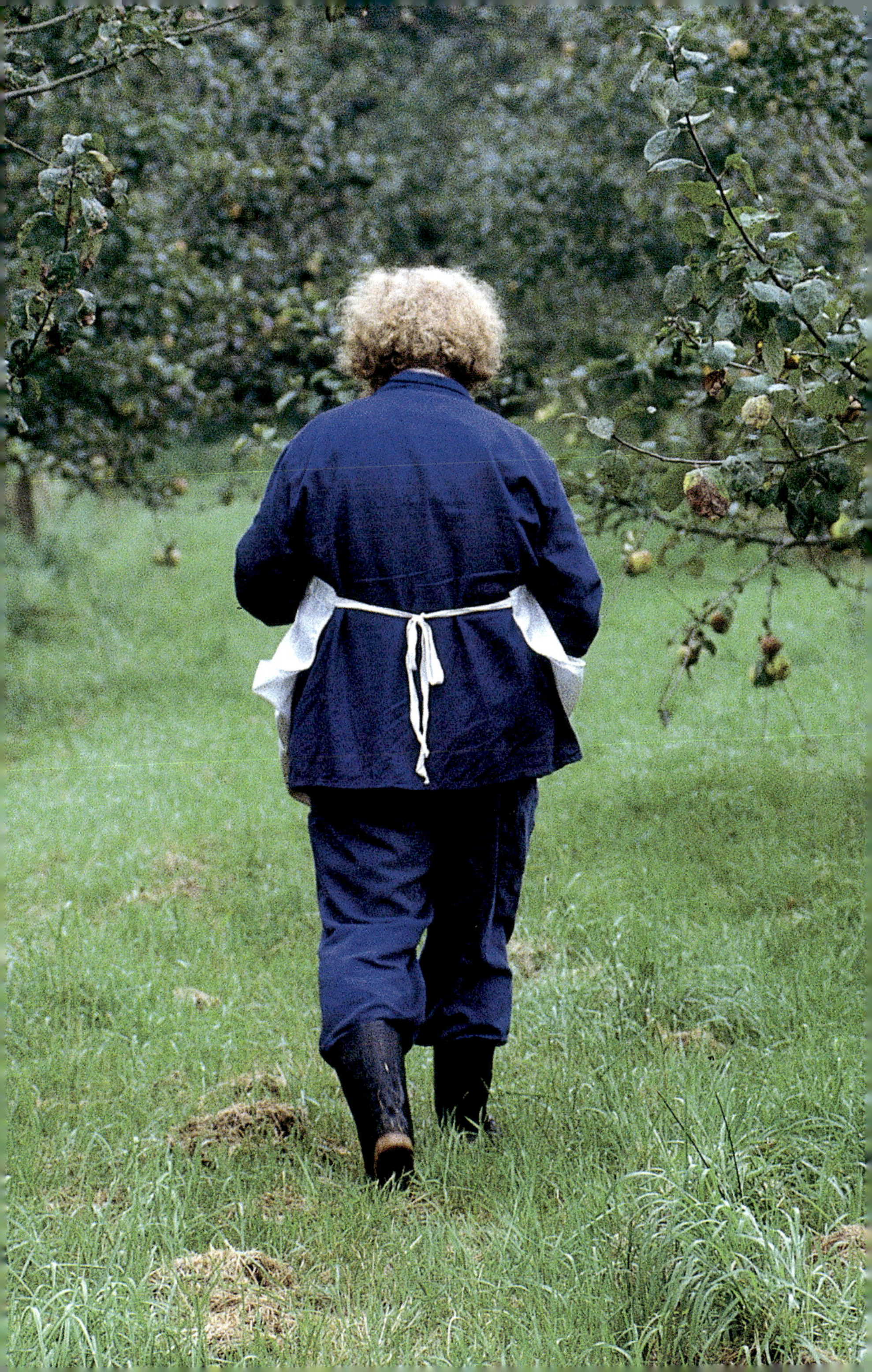